Josef Leiter

Beschreibung und Instruktion zur Handhabung der von Dr. M. Nitze und J. Leiter konstruierten Instrumente und Apparate zur direkten Beleuchtung menschlicher Körperhöhlen durch elektrisches Glühlicht

Josef Leiter

Beschreibung und Instruktion zur Handhabung der von Dr. M. Nitze und J. Leiter konstruierten Instrumente und Apparate zur direkten Beleuchtung menschlicher Körperhöhlen durch elektrisches Glühlicht

ISBN/EAN: 9783956977220

Auflage: 1

Erscheinungsjahr: 2015

Erscheinungsort: Treuchtlingen, Deutschland

Literaricon Verlag Inhaber Roswitha Werdin, Uhlbergstr. 18, 91757 Treuchtlingen
www.literaricon.de
Dieser Titel ist ein Nachdruck eines historischen Buches. Es musste auf alte Vorlagen zurückgegriffen werden; hieraus zwangsläufig resultierende Qualitätsverluste bitten wir zu entschuldigen.

Literaricon

ELEKTRO-ENDOSKOPISCHE INSTRUMENTE.

BESCHREIBUNG UND INSTRUCTION

ZUR HANDHABUNG DER VON

Dr. M. NITZE UND J. LEITER

CONSTRUIRTEN

INSTRUMENTE UND APPARATE

ZUR DIREKTEN BELEUCHTUNG MENSCHLICHER KÖRPERHÖHLEN
DURCH ELEKTRISCHES GLÜHLICHT

VON

JOSEF LEITER

FABRIKANT MEDICINISCHER UND CHIRURGISCHER INSTRUMENTE UND APPARATE IN WIEN.

MIT 82 HOLZSCHNITTEN.

WIEN, 1880.
W. BRAUMÜLLER & SOHN
K. K. HOF- UND UNIVERSITÄTSBUCHHANDLUNG.

Der medicinischen Schule meiner Vaterstadt

WIEN

dankschuldigst gewidmet.

Josef Leiter.

Inhaltsverzeichniss.

Seite

Seite

EINLEITUNG.

Der grosse Aufschwung der neuen medicinischen Schule datirt hauptsächlich seit der Einführung der physikalischen Untersuchungs-Methode in die Heilkunde, und genug oft hat ein zweckentsprechender Apparat (Augenspiegel, Kehlkopfspiegel, etc.) die Reformirung einzelner Spezialfächer angebahnt.

Die Körperhöhlen suchte man durch Anwendung von Plan- und Hohlspiegeln mittelst Sonnen- oder Flammenlicht zu erschliessen, da ein directes Besehen und Untersuchen wegen der Lage und mangelnden Beleuchtung der betreffenden Organe und Organtheile ohne Zuhilfenahme der eben erwähnten Hilfsmittel nicht ausführbar ist.

Seit der Einführung der Galvanokaustik in die Chirurgie kamen Einzelne auf die Idee, das beim Erglühen elektrisch durchströmter Platindrähte auftretende Licht zu verwerten, und häufig genug wurde der schlingenförmig abgebogene Platindraht vor, während oder nach einer Operation in irgend einer der leicht zugänglichen Körperhöhlen oder einer tiefen Wunde für einen Augenblick erglühen gemacht und dieses elektrische Glühlicht zur momentanen Orientirung benützt, welche ebenso naheliegende als primitive Methode in ganz derselben Weise neuerdings, z. B. von Trouvé als seine und neue Errungenschaft mit viel Lärm in die Welt gesetzt wurde.

In dieser primitiven Art angewendet, konnte jedoch und kann auch heute aus leicht begreiflichen Gründen das elektrische Glühlicht lediglich nur als ein Auskunftsmittel für die Beleuchtung der auch sonst sehr leicht zugänglichen, oberflächlichsten Körperhöhlen und nur zur äusserst kurz dauernden Benützung dienen, und sind die diesbezüglichen sogenannten Neuerungen Trouvé's, dessen Polyscop betreffend, und deren sehr hypothetischen Resultate wol nicht für Ernst zu nehmen. Denn selbst die feinsten Platindrähte produciren eine der Intensität des Glühlichtes proportionale Wärmemenge, die schon als strahlende Wärme höchst unangenehm sich äussert, als fortgeleitete Wärme indess, bei der mitunter unausweichlichen Annäherung an die Gewebe des Körpers oder gar bei eventueller Berührung derselben unerwünschte Verbrennung herbeiführen würde; bei stark fortgesetzter Verminderung des glühenden Materials aber auch der erzielte Lichteffect nicht mehr genügend ist.

Aus diesem Grunde concentrirte sich bereits vor mehr als einem Jahrzehnte das Bestreben der Aerzte darauf, die Lichtwirkung des elektrischen Glühlichtes von der thermischen Leistung zu trennen, beziehungsweise letztere unschädlich zu machen. Diess hat unter Anderen Dr. Bruck in Breslau auf die Weise erzielt, dass er das Wasser mit seiner bekannten grössten Wärmecapacität zur Eliminirung der thermischen Effecte verwendete. Bruck construirte Apparate, in welchen der weissglühende Platindraht von — in geschlossenen Glasröhren fliessendem — Wasser umspült wurde, und benützte dieselben zur Durchleuchtung einiger Körpertheile in der Voraussetzung, dieselben hiedurch zu diagnostischen Zwecken erhellen zu können. (Diaphanoscopie).

Da aber die Diaphanoscopie den gehegten Erwartungen nicht entsprach, ging man (jedenfalls zu rasch) über dieselbe und hiemit zugleich über Bruck und dessen Errungenschaft zur Tagesordnung über.

Bruck's durchaus nicht zu unterschätzendes Verdienst in dieser Angelegenheit besteht überdies hauptsächlich darin, dass er selbst nicht nur bei der Diaphanoscopie stehen blieb, sondern schon zu jener Zeit Apparate auch zur directen Beleuchtung, allerdings nur der Mundhöhle und der hinteren Zahnflächen (Stomatoskop) construirte.

Eine weitere Verwerthung dieser Methode scheiterte an den technischen Schwierigkeiten, die doppelte isolirte elektrische Leitung, die Zu- und Ableitung des Wassers nebst allem sonst noch Erforderlichen in compendiöser Weise auf den für manche Apparate von vornherein beschränkten Raum zu concentriren, denn alle nach der genannten Methode construirten Apparate schreckten durch ihre Unförmlichkeit und Grösse vor weiteren Versuchen ab.

Erst Dr. M. Nitze in Dresden ersann sich vor einigen Jahren eine Ausführung dieser Methode, um mit Zuhilfenahme erwähnter bekannter Mittel (elektrisches Glühlicht, umspült von permanent-circulirendem Wasser) tiefer gelegene Höhlen zu beleuchten, beziehungsweise construirte Dr. Nitze Apparate in Katheter-Form, welche nebst der elektrischen und Wasserleitung, noch ein System optischer Linsen enthielten und so das Ueberblicken eines grösseren Gesichtsfeldes ermöglichten.

Durch diese Idee Nitze's kam die ganze Angelegenheit in ein neues Geleise, und die Hoffnung, selbst die verborgensten Organe, falls sie nur irgend von Aussen zugänglich sind, gleichsam chirurgischer Behandlung zugänglich zu machen, musste zu rastloser Thätigkeit anspornen.

Die schwierigste Aufgabe zur Verwerthung dieses glücklichen Gedankens lag hauptsächlich in der Construction und Ausführung von Instrumenten, in welchen die Wasser- und Stromleitung, eventuell auch das Linsensystem, unbeschadet der den Organen entsprechenden Formen und Grössen untergebracht werden mussten. Die von Dr. Nitze zuerst angegebenen Instrumente für die Harnröhre, die Blase, den Kehlkopf und Magen wurden von dem als geschickt bekannten Instrumentenfabrikanten W. Deicke in Dresden nach mühevoller und zeitraubender Arbeit ausgeführt, wovon nur das Harnröhren-Instrument am Lebenden gebrauchsfähig, der Kehlkopfspiegel versuchsweise und ein Blasen-Instrument am Cadaver zur Anwendung kamen, das Magenrohr aber in keiner Richtung gebrauchsfähig war. Durch diese Versuche war vorläufig die Brauchbarkeit dieser Methode erwiesen, aber keineswegs die richtige Construction, um für diese und andere Organe verwerthbare Instrumente zu schaffen, abgeschlossen.

In Erkenntnis des Werthes dieser Art Beleuchtungs-Methode für die Wissenschaft habe ich mich im Interesse dieser und Dr. Nitze's erboten, die Reconstruction der ersten 3 Instrumente und die Construction aller übrigen Instrumente auf eigene Kosten vorzunehmen, was mir von Dr. Nitze auf Anempfehlung meines verehrten Collegen W. Deicke als wünschenswerth und nothwendig gewährt wurde, da Deicke durch anderwärtige geschäftliche Verhältnisse die zeitraubenden Versuche nicht mehr fortsetzen zu können erklärte. Nach ununterbrochenen Versuchen durch 15 Monate und bei Verwendung meiner vorzüglichsten Arbeitskräfte und enormen Kosten ist es mir gelungen diese erwähnten Instrumente so umzugestalten, und Neue zu construiren, dass die practische Verwerthung derselben für jeden Arzt als gesichert zu betrachten ist. Zu diesem erreichten, mir vorgesteckten Ziele war auch noch eine zweckmässige Construction der hiezu nöthigen Haupt- und Nebenapparate, als der galvanischen Batterie, des Stromregulators (beide auch zu galvanokaustischen Zwecken dienend) und der Wasserleitung erforderlich. Ich glaube nicht unbescheiden zu sein, wenn ich für meine Leistungen welche das Gelingen der Idee Dr. Nitze's in erster Reihe ermöglichten, und die schwierigst zu lösende Aufgabe in der medicinischen Technik bis heute bildeten, die Bitte an die medicinische Welt stelle, meinen Namen für diese Errungenschaft mit der Sache zu verbinden; inwieferne als ich mich darum verdient gemacht habe, wolle aus folgenden Zeichnungen und Beschreibungen erkannt werden.

Bevor ich zur Beschreibung der einzelnen Apparate und Instrumente schreite, glaube ich, zum leichteren Verständnisse der Construction derselben im Allgemeinen, den Vorgang der Abkühlung eines glühenden Platindrahtes an der Hand zweier der von Dr. Bruck construirten Instrumente erklären zu sollen.

Diaphanoskop, zur Durchleuchtung der Blasenwand. (Fig. 1.)

Fig. 1.

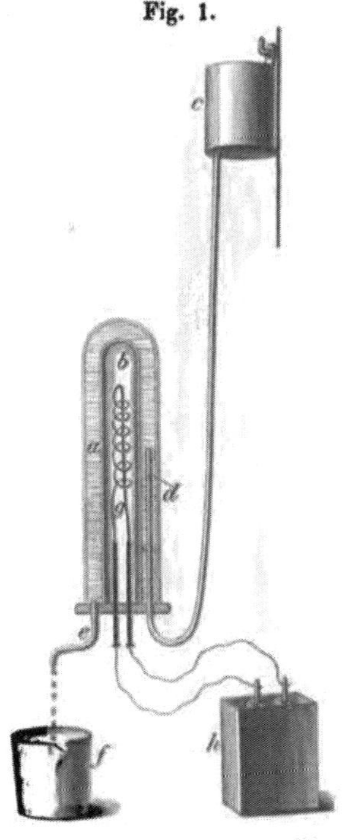

Durch den Zwischenraum, den zwei ungleich grosse, übereinander gestülpte und unten durch eine Kapsel abgeschlossene Glaskölbchen *a b* übrig lassen, fliesst aus der Kanne *c* durch das Rohr *d* kaltes Wasser zu, und durch das Rohr *e* in das Gefäss *f* ab. In das Glasrohr *b* ist ein spiralförmig gewundener Platindraht *g* eingesetzt, dessen Enden mit den Kupferdrahtleitungen der galvanischen Batterie *h* verbunden sind. Der auf eine solche Art zum Weissglühen gebrachte Platindraht kann die Glasröhren, so lange Wasser durchfliesst, nicht erwärmen und leuchtet durch dieselben und das Wasser hindurch.

Wird andererseits ein solcher Draht von, in Metallröhren circulirendem Wasser umgeben, oder

Fig. 2.

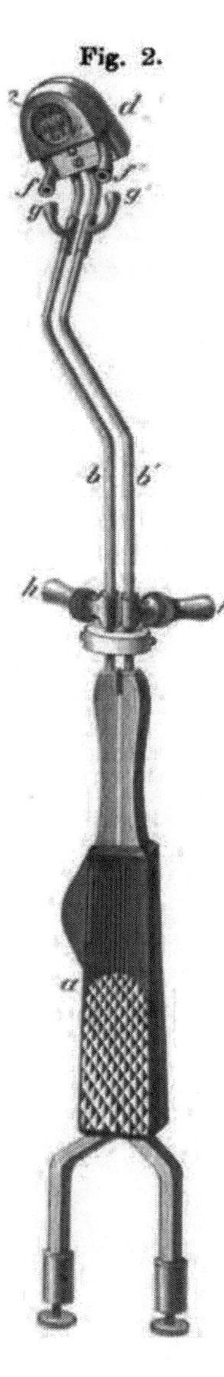

sehr nahe an dieselben gebracht, so kann die Wirkung der hiebei auftretenden Wärme entweder ganz aufgehoben oder bis auf ein Minimum herabgesetzt werden, was aus dem in Fig. 2 vorgeführten

Stomatoskop

zu ersehen ist, mit welchem Dr. Bruck die directe Beleuchtung der Mundhöhle vorgenommen hat. Mittelst zweier (Fig. 2) in den Griff *a* isolirt eingesetzten Kupferdrähte und der mit denselben durch Klemmschrauben verbundenen Metallrohre *b b'* wird ein galvanischer Strom durch die Platinspirale *c* geleitet; da aber die Rohre *b b'* auch zur Wasserleitung dienen, sind sie bei *g* und *f* unterbrochen und ist *b b'* isolirt in die doppelwandige Metallkapsel *d* eingesetzt.

Werden *f f'* und *g g'* durch kurze Kautschukröhrchen verbunden, so kann durch *h b g f d f' g' b' h'* fortwährend frisches Wasser geleitet werden, welches die von dem unter dem Fenster *e* glühenden Platindrahte *c* producirte Wärme absorbirt, so dass das Gehäuse *d*, obgleich aus Metall (gutem Wärmeleiter) bestehend, gar nicht erwärmt wird.

Aus den angeführten Beispielen ist es somit klar ersichtlich, wie die Leuchtkraft elektrischen Glühlichtes unbeschadet der hierbei auftretenden Wärme zur directen Beleuchtung selbst in durchaus metallenen Instrumenten ausgenützt werden kann. Dieses Princip ist in allen nachfolgenden Instrumenten (Apparaten) in verschiedener durch die gegebenen Verhältnisse bedingter Weise durchgeführt.

Das Urethroskop.

Das erste Instrument, das ich nach diesen einleitenden Sätzen vorführe, ist das Urethroskop; ein Instrument mittelst dessen die Harnröhre von ihrer äusseren Mündung an, bis an ihren Ursprung aus der Blase untersucht werden kann.

Dieses Instrument ermöglicht, mehreren Untersuchungen am Lebenden zufolge, die genaue Betrachtung jeder Stelle der ganzen Harnröhre, aller Nuancen der Färbung, sowie sonstiger Gewebsveränderungen, als Geschwüre, Narben, Verengerungen etc. und zwar unter ganz ähnlichen Verhältnissen, als sie auch sonst anderwärts zur Beobachtung gelangten. In dieser Richtung finde ich es für nöthig, Einiges ein für allemal, auch für alle nachfolgenden Instrumente Giltiges zu erwähnen: Mehrfach hatte ich nämlich Gelegenheit theils gesprächsweise, theils aus voreiligen Publicationen von Personen, die diese Instrumente noch nicht selbst gehandhabt hatten, die unrichtige Meinung vertreten zu finden, dass die Anwendung elektrischen Glühlichtes eine zu grelle, ungewöhnliche Beleuchtung bedinge, für welche Jedermann sich erst einschulen müsste.

Man darf sich hiebei durchaus nicht das blendend helle Licht des elektrischen Lichtbogens vorstellen, sondern es handelt sich hiebei nur um einen weissglühenden Platindraht; überdies kann man nach Belieben vermittelst des Rheostaten die Intensität dieses elektrischen Glühlichtes bis zum Halbdunkel herabmindern, ja sogar dasselbe ganz auslöschen. Ist schon hierdurch klar gelegt, dass die Beleuchtung an sich keine grelle sei, so muss andererseits daran erinnert werden, dass die Beleuchtung mittelst elektrisch erglühender Platindrähte jener mittelst Sonnenstrahlen ganz analog ist.

Letztere Thatsache, die anderweitig bereits bekannt ist, habe ich selbst durch wiederholte Vergleichungen der mittelst Sonnenlicht und nachher mittelst Glühlicht beleuchteten Mundhöhle neuerdings zu bestätigen Gelegenheit gehabt.

Zu alledem muss erwähnt werden, dass die Lichtquelle beim Urethroskop, gleichwie bei allen folgenden Instrumenten derartig angebracht ist, dass das beobachtende Auge nie die Lichtquelle selbst, sondern nur die beleuchteten Gewebspartien sieht, was bisher bei ähnlichen Instrumenten nicht durchführbar war.

Der Hauptheil dieses von mir reconstruirten Instrumentes zur directen Beleuchtung und Besehung der Harnröhre, welcher in vergrössertem Maasse in Fig. 3, A dargestellt ist, besteht aus zwei vierkantigen Röhren *a b* aus Silber, welche bei *c* zu einem Canale vereinigt und mit runden Röhren *d e*, die zur Anbringung von Gummischläuchen dienen, verbunden sind. Durch diesen Canal wird in der Richtung der Pfeile Wasser zu und abgeleitet. Mit diesen beiden Röhren ist ein drittes verbunden (siehe Querschnitt Fig. 3, B, *f*) im welchem ein Silberdraht *g* mit einer Platinhülse *h* isolirt eingelagert ist; derselbe erscheint bei *i* durchgeführt und zwischen zwei Ringe eingeklemmt, welche auf das Rohr *k* mit dem Trichter *l* so angebracht sind, dass der Ring *m* aus Kautschuk am Rohre und der Ring *n* aus Metall auf diesem aufgeschraubt werden können. Durch diesen Draht wird der eine und durch die verbundenen Röhren, zwischen welche ein Platindraht in Schlingenform eingeschaltet ist, der zweite Pol von der Batterie geleitet.

Aus Fig. 4 ist die Art der Verbindung dieses Drahtes durch Einzwängen mittelst Stiften ersichtlich. Ein Ende desselben ist in die Platinhülse *a*, welche an die Röhren gelöthet, und das andere in die vorerwähnte Hülse des eingelagerten Drahtes *h* (Fig. 3) eingezwängt.

Diese verbundenen Röhren bilden der äusseren Form nach einen vierkantigen an der Spitze keilförmig verlaufenden Stab, welcher in das Rohr *k* mit dem Trichter *l* der Länge nach so eingelöthet ist, dass der grösste Raum zur Durchsicht vom Trichter aus frei bleibt, was aus dem Querschnitt, Fig. 5, ersichtlich ist.

An das mit dem beschriebenen Stabe verbundene Rohrstück *k*, können Röhren von verschiedener Form so aufgeschoben werden, dass die untere Fläche dieses Stabes zum Zwecke der Abkühlung der inneren Wand dieser Röhren der ganzen Länge nach streng anliegt.

Fig. 6, (natürliche Grösse des Urethroskop's) stellt ein solches durch punktirte Linien bezeichnetes, auf dem Stabe *b b* aufgeschobenes Rohr *a a* dar, an welchem auch die Stellung der Platinschlinge *c* ersichtlich ist. An dem Rohre *d* erscheint die aus zwei isolirten Theilen bestehende stromleitende Zange *e e*, deren Einer mit dem Ringe *f* und hierdurch mit dem isolirten Drahte, der Andere mittelst des Ringes *g* mit dem Rohre selbst in Contact gesetzt wird, angeklemmt.

An die Rohre *i h* sind die Gummischläuche der Wasserleitung mittelst sogenannter Holländerschrauben befestigt. Der Trichter *k*, der zugleich als Handhabe dient, ermöglicht das Durchsehen durch das aufgeschobene Rohr *a a*, welches durch den Zapfen *l* in richtiger Lage erhalten wird.

Die Figuren *m*, *n*, *o*, stellen verschiedene endoskopische Röhren dar, von denen das Rohr *m* konisch geformt, das Rohr *n* abgebogen mit einem offenen und das Rohr *o* mit einem hermetisch schliessenden Fenster versehen ist.

Wird dieses Instrument in die Wasser und elektrische Leitung eingeschaltet, so erglüht die Platinschlinge *c* und die entstehende Hitze wird durch das, durch den hohlen Stab strömende kalte Wasser absorbirt und auf ein Minimum reducirt, so dass selbst die strahlende Wärme von der freien Seite der Schlinge auf die gegenüberliegende Wand des Rohres und aus der Oeffnung desselben ihre Wirkung verliert. Zur Erreichung dieses Zweckes ist hierbei die Masse des glühenden Platinbogens in ein richtiges Verhältnis zur Oberfläche des abzukühlenden Metalles (durch die richtige Dimension des Platindrahtes) gebracht.

Dieses und andere ähnliche Instrumente können stundenlang im thätigen Zustande in Körperhöhlen, selbst überall anliegend verweilen, ohne schädliche Wärmeempfindungen zu bewirken.

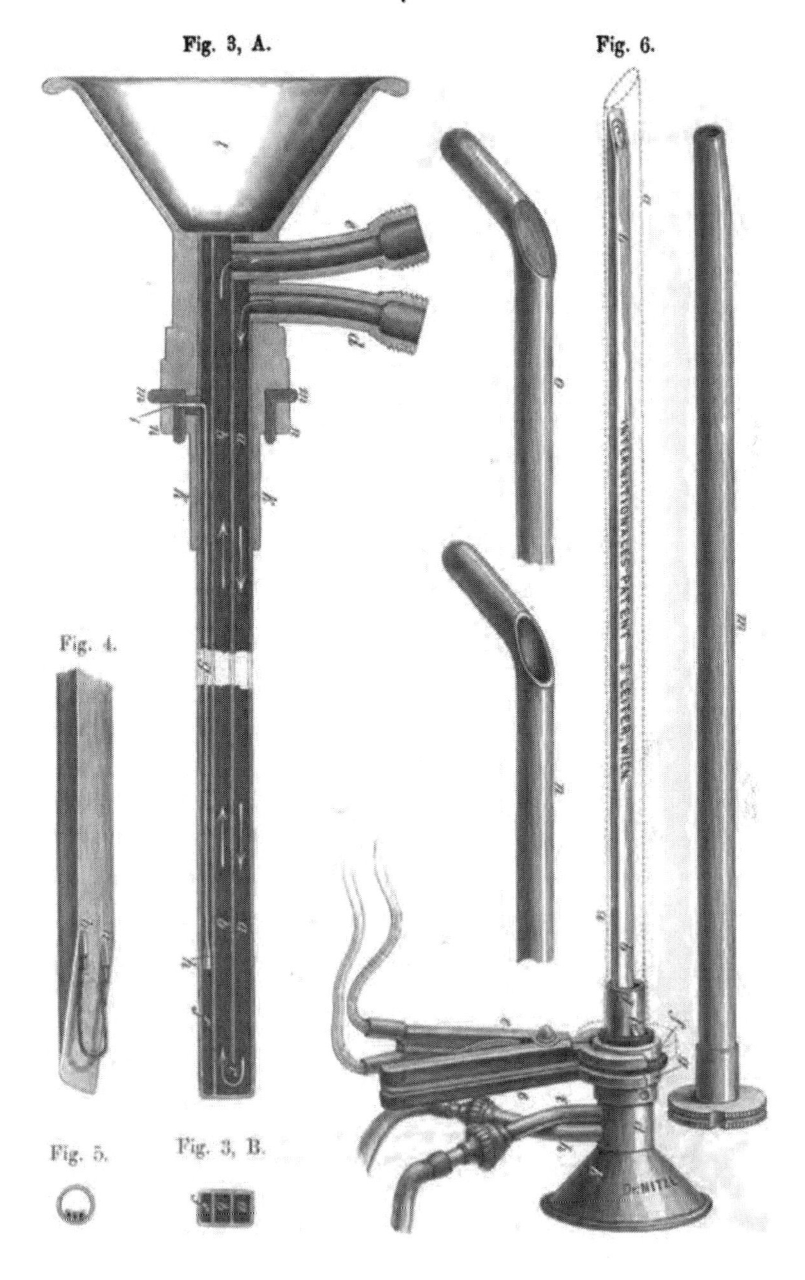

Fig. 3, A.

Fig. 6.

Fig. 4.

Fig. 5.

Fig. 3, B.

Fig. 7.

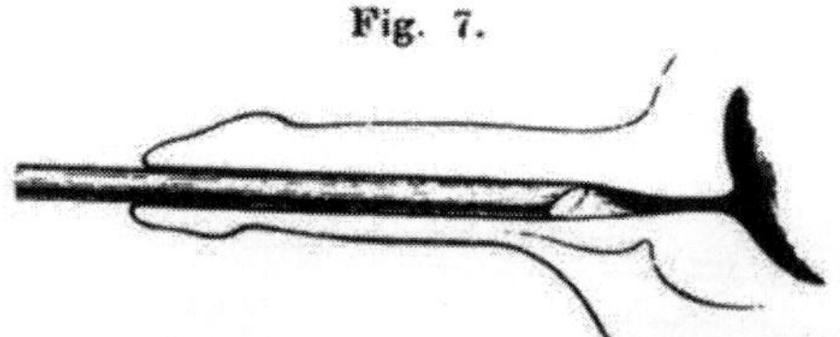

Aus vorstehendem Bilde, Fig. 7, ist das im leuchtenden Zustande in die Harnröhre eingeführte Instrument mit den in den ausgespannten trichterförmigen Theil fallenden Lichtstrahlen ersichtlich. Eine zu jeglicher Untersuchung hinreichend intensive Beleuchtung erstreckt sich hierbei auf eine Distanz von 30 mm. und auf eine Fläche von 1 □ Ctm.

Fig. 8.

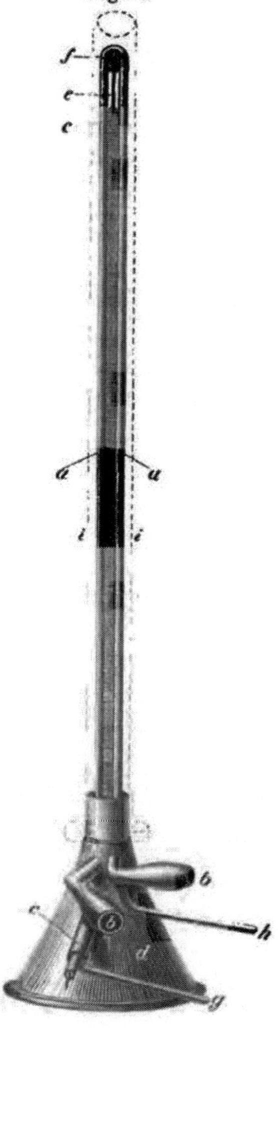

Das Original-Urethroskop Dr. Nitze's (Fig. 8) bestand im Vergleiche zu meiner Reconstruction aus einem $1^1/_2$ mm. dicken, runden, enge zusammengebogenen Rohre *aa* aus Metall, welches mit seinen Enden in die Oliven *bb* zur Durchleitung von Wasser mündete; dazwischen war ein zweites Metallrohr *cc*, von den früheren durch Seide- und Harzumhüllung isolirt, eingesetzt und beide an den Trichter *d* befestigt. Durch das an demselben ausmündende Rohr *c* wurde ein Silberdraht eingezogen, an welchem vorher ein Stückchen Platindraht angelöthet war. Dieses Platinende *e* wurde an das Wasserrohr, welches zugleich zur Stromleitung für den einen Pol diente und dessen Verbindung mit der Batterie durch den Stift *h* vermittelt wurde, durch Umschlingen an ein durchbohrtes Plättchen *f* befestigt. Das andere Ende des Drahtes wurde durch den Stift *g* in das dort isolirte Rohrende eingeklemmt, der zur Leitung für den zweiten Pol diente.

Ein Vergleich dieses Original-Instrumentes Dr. Nitze's mit dem von mir reconstruirten ergibt ausser mancherlei technischen Mängeln des Ersteren hauptsächlich, dass die Anbringung der Lichtquelle innerhalb des Bogens des Wasserleitungsrohres, vollkommen unrichtig war; denn, anstatt dass hiebei die Lichtstrahlen nach aussen fielen, und das zu besehende Feld hinreichend beleuchtet hätten, erhellten dieselben vorzugsweise die gegenüberliegende Wand des endoskopischen Rohres und das beobachtende Auge konnte auf diese Weise geblendet werden. Durch das wiederholte Befestigen des Silber-Platindrahtes (das an sich höchst umständlich), wurde die ohnedies mangelhafte ungeschützte Isolirung gelockert; das Umschlingen eines so feinen Drahtes gibt überdies, wie allbekannt, keine Garantie für einen stets sicheren Contact. War schliesslich die Herstellung der leitenden Verbindung mit der Batterie mittelst Klemmschrauben nicht vortheilhaft, so muss anderseits die Befestigung der Kautschukschläuche von der Wasserleitung durch blosses Anstecken über glatte Oliven geradezu als gefährlich erklärt werden, da durch den Wasserdruck sehr leicht ein Abgleiten der Schläuche während der Untersuchung, in Folge dessen eine jedenfalls unerwünschte Erwärmung des Instrumentes, sowie die Beschädigung der Seiden-Isolirung hätte stattfinden können.

Fig. 9.

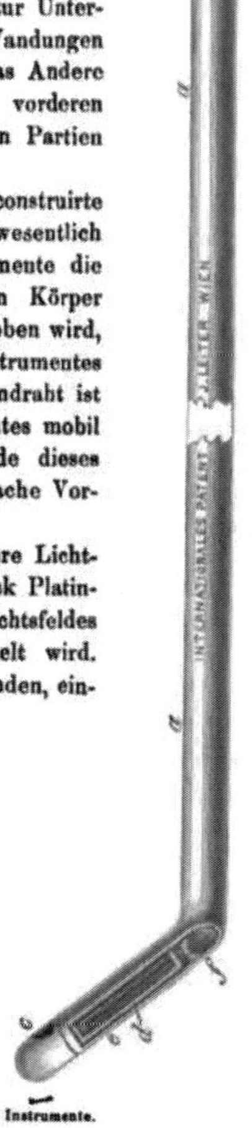

Das Kystoskop.

Zur Untersuchung der Innenwand der Blase führe ich in Folgendem zwei Instrumente vor, von denen das eine, Fig. 9, von mir reconstruirt, das andere, später zu beschreibende, von mir neu construirt wurde.

Das Erstere dieser Instrumente dient zur Untersuchung des Blasengrundes und der hinteren Wandungen derselben im directen und aufrechten Bilde; das Andere hingegen gestattet auch die Besichtigung der vorderen Blasenwand, des Blasenhalses und der seitlichen Partien der Blase im Spiegelbilde.

Das in Fig. 9 dargestellte, von mir reconstruirte Kystoskop unterscheidet sich vom Urethroskop wesentlich dadurch, dass hier nicht wie im vorigen Instrumente die Strom- und Wasserleitung einen selbstständigen Körper bilden, über welchen erst die Katheterröhre geschoben wird, sondern dass beide fix in den Wandungen des Instrumentes untergebracht sind. Nur der zu erglühende Platindraht ist in dem winklig abgebogenen Theile des Instrumentes mobil eingelagert, das heisst, er kann von dem Ende dieses Theiles aus mit der Stromleitung durch eine einfache Vorrichtung leicht in Verbindung gesetzt werden.

Die zur Kystoskopie erforderliche grössere Lichtintensität ist durch ein längeres und dickeres Stück Platindraht erreicht, während die Vergrösserung des Gesichtsfeldes durch Anwendung eines optischen Apparates erzielt wird. Nach diesen, zur Orientirung im Allgemeinen dienenden, einleitenden Worten, schreite ich nun zur Beschreibung der einzelnen Theile des Instrumentes.

Dasselbe besteht aus der nach Art einer Steinsonde winklig abgebogenen Katheterröhre *a a c*, deren gerader Theil *a a* 17 Ctm. lang ist. Der Durchmesser des ganzen Rohres beträgt 7 Mm. (gleich Charière's fillière No. 21); der winklig abgebogene Theil dieser Röhre ist an seinem Ende durch die abschraubbare Kuppe *c* verschlossen, und das oben offene Ende trägt den Trichter *b* zur leichteren Durchsicht durch die im Knie befindliche Oeffnung derselben.

Das ganze Rohr bis zur Kuppe *c* ist durch im Inneren angebrachte Zwischenwände, wie aus dem Querschnitt Fig. 10 ersichtlich, in drei Abtheilungen geschieden; hieraus resultiren die zwei Wassercanäle *a b*, ferner der Raum *c* zur Einlagerung des isolirten Leitungsdrahtes, endlich die übrigbleibende, 5 Mm. im Durchmesser habende Röhre zur Durchsicht.

Fig. 10.

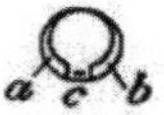

Im abgebogenen Theile der Röhre (dem Schnabel), sind die Wassercanäle nahe am Ende derselben zu einem Canale vereinigt, am oberen Ende der Röhre münden sie in die zum Befestigen der Schläuche angebrachten Rohrstückchen *h*.

Die äussere Wand des Schnabels ist in einer Breite von 4 Mm. und in einer Länge von 20 Mm. durchbrochen, und der innere Rand dieser Oeffnung mit einer Falzrinne zum Einschieben einer Bergkrystallplatte *e* versehen, welche den Raum, in welchem der Platindraht *d* eingesetzt ist, sowie die Oeffnung *f* des geraden Theiles des Rohres *a* luftdicht verschliesst. Aus der Durchschnitts-Figur 11 ist die isolirt eingelagerte Drahtleitung *a* ersichtlich, deren Ende mit einem Platinplättchen versehen, in den Raum *b* hineinragt; *c* stellt die bis über die Oeffnung *f* eingeschobene Krystallplatte dar, *d* die Kuppe, mit welcher das mit dem Gewinde *e* versehene Rohrende verschlossen wird, und *g* die eingeschobene Vorrichtung mit dem Platindraht. Diese Vorrichtung ist in schematischer Darstellung aus Fig. 12 ersichtlich, und besteht aus einer federnden Metallspange, innerhalb welcher der an einem Ende mit einem Köpfchen versehene Platindraht *a* bei *b* durch eine daselbst eingesetzte Glasperle isolirt durchgeführt und bei *c* mittelst einer Schraube leitend mit der Spange verbunden ist; am anderen Ende der Spange befindet sich eine Spiralfeder *d*, deren Zweck sich aus Nachfolgendem ergibt. Ist nämlich diese mit dem Platindraht armirte Spange *g*, wie eine Gewehrpatrone durch die Oeffnung des Rohrendes bei *e* eingeschoben, wie aus Fig. 11 ersichtlich und dieses Rohrende mit der Kuppe *d* verschlossen, so tritt das eine Ende *b* des Platindrahtes durch den Druck der Spiralfeder *d* mit dem Ende des eingelagerten Leitdrahtes *a* des einen Poles in leitende Verbindung, während das mit der Spange verbundene zweite Ende des Platindrahtes durch den Federdruck der Spangen selbst an die Innenwand dieses Rohrtheiles, die Verbindung mit dem zweiten Pole vermittelt, da das Rohr selbst zur Leitung desselben dient.

Fig. 11.

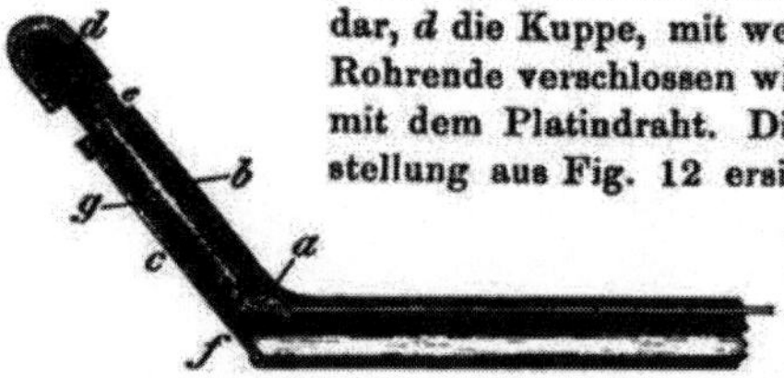

Fig. 12.

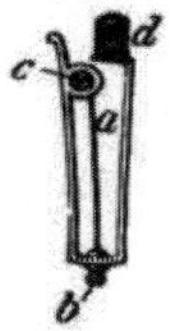

Der auf diese Weise in die elektrische Leitung eingeschaltete Platindraht kann wie beim Urethroskop durch die Verbindung der Leitungsdrähte von der Batterie mit den Ringen *g* Fig. 9 in den weiss-glühenden Zustand versetzt werden; die Schläuche für die Wasserleitung werden mit den Röhrchen *h* verbunden. Die hiebei entstehende Hitze wird durch das Circuliren kalten Wassers zwischen den Wänden des Instrumentes, besonders des Schnabels, unschädlich gemacht, ja selbst die Krystallplatte, die an den Metallwänden anliegt, hiedurch abgekühlt.

Durch dieses Fenster des Schnabels erhellen die Lichtstrahlen eine Fläche von 10 bis 15 □ Ctm. auf eine Entfernung von 5 bis 6 Ctm. so intensiv, dass die feinsten Blutgefässe in der Blase deutlich unterschieden werden können.

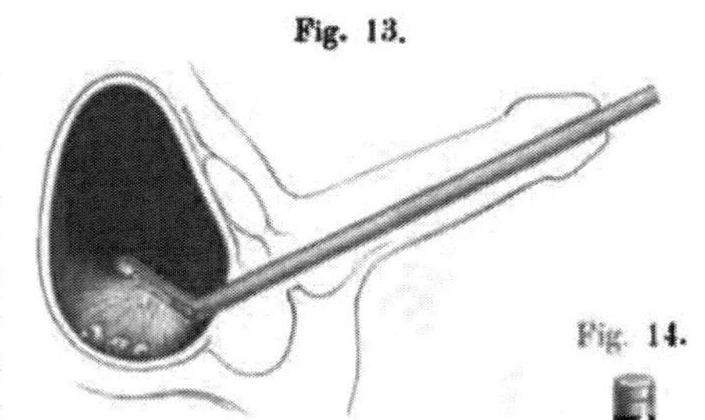
Fig. 13.

Fig. 13 stellt das im leuchtenden Zustande eingeführte Instrument, wie es den Blasengrund beleuchtet, im schematischen Durchschnitte dar. (Um die intensive Beleuchtung des Blasengrundes recht deutlich zu veranschaulichen, wurden die übrigen Partien der Blase ganz dunkel gehalten, obgleich in Wirklichkeit bei Einführung des leuchtenden Instrumentes in die Blase, alle Partien derselben mehr oder weniger intensiv erhellt erscheinen.)

Fig. 14.

Durch geringe seitliche Bewegungen des Instrumentes können andere Partien der Blase eingestellt werden.

Im grossen Ganzen ist die Beobachtung mit diesem Instrumente jedoch lediglich auf gewisse Theile des Blasengrundes und der hinteren Blasenwand beschränkt.

Um ein grösseres Gesichtsfeld zu erhalten, wird der in Fig. 14 in seinen äusseren Umrissen dargestellte optische Apparat verwendet.

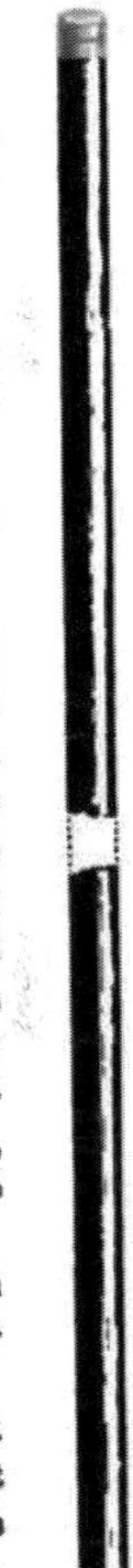

Derselbe enthält an seinem unteren Ende ein System von Sammellinsen geringer Brennweite, ähnlich den Objectivsystemen der Mikroskope; durch diese Linsen wird ein verkleinertes, verkehrtes, reelles Bild der beleuchteten, gegenüberliegenden Blasenwand im Inneren des Rohres entworfen; annähernd in der Mitte desselben befindet sich eine Linse von entsprechender Brennweite, welche das früher erwähnte reelle Bild abermals umkehrt und an die vordere Mündung des Apparates projicirt; hier kann dieses nunmehr aufrechte Bildchen durch ein Ocular, ähnlich dem eines zusammengesetzten Mikroskopes im, bis zu den natürlichen Dimensionen, ja selbst darüber, vergrösserten Massstabe betrachtet werden.

Der Hauptwerth dieses von Dr. Nitze in dieser Form angewandten optischen Apparates besteht darin, dass man durch ein langes, 4—5 Ctm. dickes Rohr mit einem Male eine bis handtellergrosse Fläche in grösster Deutlichkeit zu übersehen vermag.

Der Kürze halber wird künftighin dieser, in seinen wesentlichen Principien hier skizzirte optische Apparat, blos als solcher oder als Fernrohr bezeichnet werden.

Beim Gebrauche wird dieses Fernrohr ganz vorgeschoben, z. B. beim Kystoskop Fig. 9 bis an das Fenster des Schnabels; beobachtet man aus grösserer Entfernung, durch Zurückziehen des ganzen Instrumentes sammt dem eingesetzten optischen Apparate (z. B. bis in die Nähe des Blasenhalses), so übersieht man ein grösseres Gesichtsfeld, wobei jedoch die einzelnen Theile desselben etwas verkleinert und nicht in jener Detaillirung zur Ansicht gelangen, als wenn man durch das Vorschieben des Instrumentes dem zu untersuchenden Gegenstande näher rückt, wobei allerdings das Gesichtsfeld kleiner, die einzelnen Theile desselben aber dafür etwas vergrössert erscheinen, und sich schärfer definiren lassen. Beim Verschieben des Kystoskops Fig. 9 ist zu beachten, dass das Fenster des Schnabels der Blasenwand nicht bis zur Berührung (wodurch die Lichtquelle verdeckt würde), genähert werden darf.

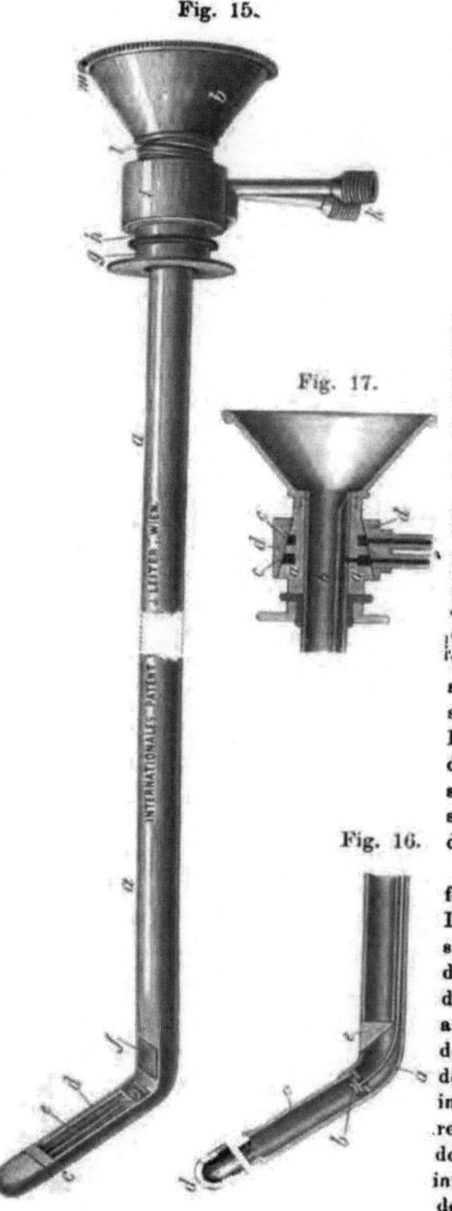

Fig. 15.

Fig. 17.

Fig. 16.

Das zweite, von mir construirte Kystoskop, zur Untersuchung vorzugsweise der seitlichen und vorderen Theile der Blase, unterscheidet sich von dem Ersteren, wie bereits vorher erwähnt, im Wesentlichen darin, dass die Lichtquelle an der concaven Seite des Schnabels angebracht ist. Durch Drehung des ganzen Instrumentes kann somit nach und nach jede beliebige Partie der seitlichen Blasenwand bis zum Blasenhalse hinauf beleuchtet werden; die Beobachtung geschieht mit Hilfe eines dreiseitigen rechtwinkeligen Glasprisma's, welches je nach der Drehung des Instrumentes von den beobachteten Gegenständen bald horizontale, bald verticale Bilder liefert, je nachdem bekanntlich das Beobachtete vertical oder horizontal situirt ist. Fig. 15 stellt das ganze Instrument in seinen wesentlichen Theilen dar.

Es besteht aus dem katheterförmigen Rohre *a a c*, von gleichen Dimensionen wie das in Fig. 9 dargestellte Instrument, und ist nach oben durch den Trichter *b* und nach unten durch den Lichtträger *c* abgeschlossen; an letzterem ist das Krystallfenster *d* und der Platindraht *e* an der inneren Seite des Schnabels und diesem entsprechend im geraden Theile des Rohres *a* das rechtwinkelige Prisma *f* angebracht. Aus dem Durchschnitte Fig. 16 ist die innere Einrichtung des unteren Theiles des Instrumentes ersichtlich; *a* ist der isolirt eingelagerte Leitdraht, *b* der Raum für die Patrone mit dem Platindraht, *c* die deckende Krystallplatte, *d* die Verschlusskuppe und *e* das eingesetzte Prisma.

Um das Rohr *a* bei Fixirung der Leitdrähte und Wasserschläuche drehen zu können, ist am oberen Ende desselben die in Fig. 17 dargestellte Einrichtung getroffen. Der nach aussen und vorne konisch verlaufende Ring *a a* stellt mit dem Rohre *b* ein Ganzes dar; die in diesem Ringe kreisförmig eingeschnittenen Kanäle communiciren mit jenen, die aus dem Rohre *a a* (Fig. 15) daselbst ausmünden, wie dies im Bilde an dem vom Trichter entfernteren Ansatzrohre für die Wasserleitung ersichtlich ist. Ein zweiter Ring *d d*, der sich auf ersterem luftdicht drehen lässt, ist mit den Zu- und Ablaufröhren *e* in Verbindung, deren Mündungen mit den Kanälen *c c* correspondiren. Eine Spiralfeder *l* die zwischen dem Trichter und dem Ringe *i* (Fig. 15) eingeschaltet ist, drückt denselben immer gleichmässig zum dichten Anschlusse an den Konus.

Wird bei diesem Instrumente, Fig. 15 die Leitzange an die Ringe *g h* angeklemmt, und die Wasserschläuche mit dem Ringe *i* durch die Röhren *k* verbunden, so kann bei Fixirung beider das Rohr *a* vom Rande des Trichters *b* aus, ringsherum gedreht werden, ohne dass die Strom- oder Wasserleitung dabei unterbrochen wird.

Der Trichter des Instrumentes ist abschraubbar; vorher muss jedoch eine in demselben befindliche Schraube, welche letzteren mit dem Rohre *a* fix verbindet, entfernt werden.

Fig. 18.

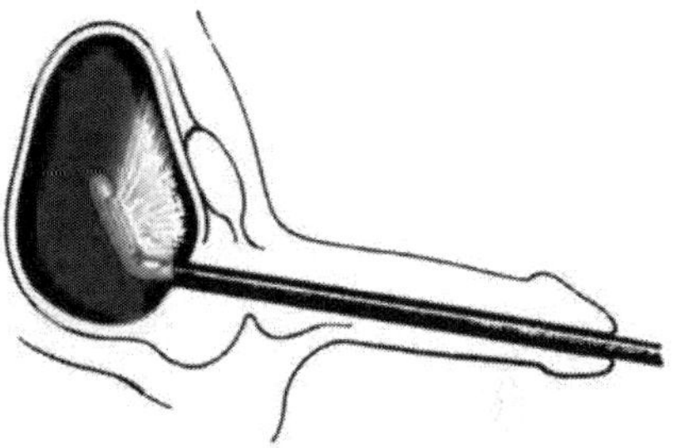

Am Trichterrande ist bei *m* eine Marke angebracht, welche zur Orientirung über die Lage des Bildes, sowie über die Richtung des Schnabels beim Zurückführen des Instrumentes dient.

Dieses Kystoskop wird wie das Erstere im leuchtenden Zustande, wie ein Katheter in die gereinigte und mit reinem Wasser oder Luft gefüllte Blase eingeführt und durch das Rohr *a* mittelst des Prisma's *f* bei gleichzeitiger Verwendung des optischen Apparates (dessen unterste Linse an die dem Lumen des Rohres *a* zugewendete Prismafläche anliegen muss,) die beleuchtete Blasenwand besehen.

Die Einstellung eines Bildes geschieht hiebei durch langsames Vor- oder Rückwärtsziehen, oder Drehen des Instrumentes nach der einen oder anderen Seite.

Was die Grösse der Gesichtsfläche und die Detaillirung des Gesehenen betrifft, kommt es hiebei wie beim vorigen Instrumente auf die grössere oder geringere Entfernung des Aufnahmsapparates des Instrumentes von der Blasenwand an.

Die schematische Fig 18 stellt die Einstellung der vorderen Blasenwand bis zum Blasenhalse dar.

In Fig. 19 erlaube ich mir zum Vergleiche mit dem von mir reconstruirten, als auch neu construirten Kystoskope das bezügliche Original-Instrument Dr. Nitze's vorzuführen. Es bestand aus dem Katheterrohre *a*, welches bei *c* winkelig abgebogen war. Die Anbringung der elektrischen und Wasserleitung geschah hiebei in höchst umständlicher Weise, wie folgt: Längs des ganzen runden Rohres wurden an der concaven Seite desselben von aussen zwei flache dreikantige Röhren für die Wasserleitung, welche an der Schnabelspitze mit einander communicirten, aufgelöthet; zwischen diesen beiden Röhren wurde ein drittes Metallrohr auf gleiche Weise befestigt, in welches ein viertes aussen mit Seide isolirtes Rohr eingeschoben war. Erst durch dieses vierte Metallrohr wurde der mit Platin armirte Silberdraht, wie bei Nitze's Original-Urethroskop eingezogen und dessen Platinende im Inneren des Schnabels befestigt. Ueber den Schnabel *b* wurde zum Schutze des Platindrahtes ein Stück Federkiel *e e* geschoben und verkittet; durch die abschraubbare Kuppe *d* war das Innere des Schnabels zur Befestigung des vorerwähnten Drahtendes zugänglich gemacht. Die vorhin erwähnten Rohre und Röhrchen mündeten am vorderen Theile des Instrumentes und wurden einfach zwischen zwei Kautschukscheiben eingeklemmmt und also fixirt; die übrigen Details sind aus der Figur leicht verständlich.

Fig. 19.

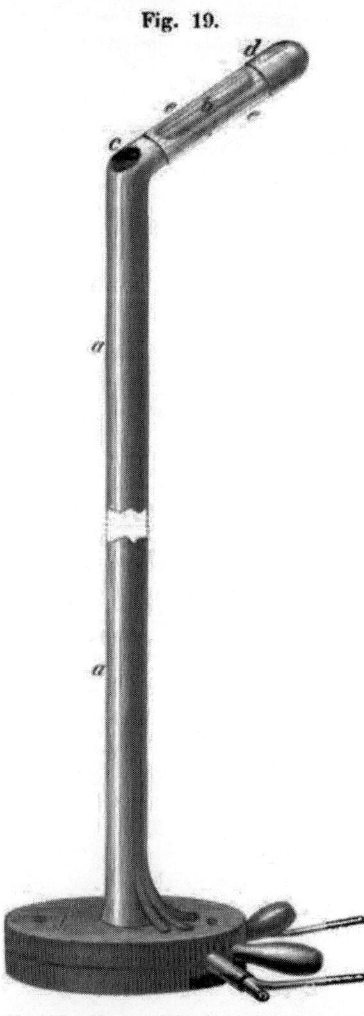

An einem ähnlichen Instrumente war auch gegen den Rücktritt des in die Blase gefüllten Wassers an der Kautschukscheibe ein vor die Mündung des Rohres zu schiebendes Glasscheibchen angebracht, durch welches hindurch, eventuell durch das nach Verschiebung dieses Glasfensters rasch eingebrachte Fernrohr die Besichtigung der Blase geschehen sollte; auch wurde ein gleiches Instrument im Schnabel mit einer dem Bruck'schen Diaphanoskop (Fig. 1) ähnlichen Einrichtung versehen, welche als Lichtquelle einen in einem Glascylinder eingeschmolzenen Platindraht enthielt, um welchen im Zwischenraume, der durch den Glascylinder und den aufgeschobenen Federkiel gebildet wurde, Wasser circulirte. Die Ausführung dieser Art Lichtquelle war für die praktische Anwendung wegen der kleinen Dimension des Instrumentes und wegen der dadurch enstehenden Unsicherheit, sowie wegen der durch Einschaltung eines (in Folge des Einschmelzens des Platindrahtes) sehr spröden, und nur durch einen (ohnehin durch das circulirende Wasser erweichten, mithin keinen Widerstand bietenden) Federkiel geschützten Glasrohres bedingten Gefährlichkeit weder vortheilhaft noch einfacher, wohl aber viel umständlicher selbst noch als das in Fig. 19 abgebildete Instrument; ferner wurde an ein solches Instrument zur Besichtigung der vorderen Blasenwand versuchsweise im Winkel des Schnabels ein Planspiegel (siehe Nitze's Magenrohr) eingesetzt, welcher aber wegen der geringen Dimensionen nicht zu dem erwünschten Resultate führte. Vergleicht man dieses Instrument mit Fig. 9 und 15 und den daran geknüpften Auseinandersetzungen, so ergibt sich für den Kenner von so heiklen physikalisch-medicinischen Apparaten, dass die nach meinen eigenen Angaben ausgeführten Instrumente sich nicht nur allein durch eine zweckmässigere Form derselben, sondern vielmehr durch so viele, bedeutend wesentliche Neugestaltungen der einzelnen Theile und des Ganzen auszeichnen, dass, wie ich es keck behaupten kann, was auch jeder objectiv Urtheilende gewiss zugeben muss, hiedurch erst die Verwendbarkeit dieser Instrumente für den gedachten Zweck erreicht wurde. Ich führe hier überdies nur die wesentlichsten technischen Mängel an Dr. Nitze's Instrumente an, die nicht nur allein in der unpraktischen, schon beim Urethroskop dargelegten Einrichtung der Wasser- und Stromleitung, sondern auch in der Unförmlichkeit des ganzen Instrumentes, besonders der schneidig-ovalen Form des aus 5 Röhren zusammengesetzten Instrumentes bestanden, das eine Drehung in der Harnröhre nicht zuliess, somit nur Stellen der hinteren Blasenwand zur Ansicht gelangen konnten; das Federkielstück schützte einerseits den Platindraht nicht vor dem Eindringen der Flüssigkeit aus der Harnblase sicher genug, war anderseits nicht hinreichend durchsichtig und durch die unzweckmässige Einrichtung der Wasserleitung gerade an der zum Durchtritt der Lichtstrahlen bestimmten Stelle leicht verbrennbar; dadurch endlich, dass die Mündung *c* des geraden Rohres nicht verschlossen war, musste Flüssigkeit in dieselbe treten, die Linsen des Fernrohres verunreinigen, und die Beobachtung des von vorne herein trüben Bildes noch erschweren.

Dass dieses Instrument höchstens zum Beweise der Brauchbarkeit dieser durch Dr. Nitze modificirten Methode Dr. Bruck's dienen konnte, eine Benützung derselben jedoch für eine länger andauernde Untersuchung und öftere Verwendung von vorneherein ausgeschlossen war, liegt auf der Hand

---

Das Vaginoskop.

Nicht etwa, um blos dem Bestreben nach Vollständigkeit und Gründlichkeit zu genügen, sondern vielmehr um einem factischen, oft genug sich einstellenden Bedürfnisse zu entsprechen, bin ich daran geschritten, angeregt durch die Reconstruction, beziehungsweise Construction der bisherigen Instrumente, auch ein Vaginoskop zu construiren. Dasselbe gilt auch von den zunächst zu besprechenden Instrumenten, dem Rectoskop und Enteroskop.

Es hat allerdings seine Richtigkeit, dass man im Allgemeinen für die Untersuchung der Vagina und des untersten Theiles des Rectums mit dem Sonnenlichte auskommen kann; allein wenn es sich um die Untersuchung dieser Höhlen an trüben Tagen oder zur Nachtzeit handelt, so wird Jedermann, der die Schwierigkeiten derartiger Untersuchungen mit Zuhilfenahme künstlichen Lichtes, z. B. Flammenlicht aus eigener Erfahrung kennen zu lernen Gelegenheit gehabt hat, die Bedeutung dieser Instrumente anerkennen. Ueberdies hat der bisherige Erfolg der bereits früher abgehandelten Instrumente sehr deutlich bewiesen, dass durch die Elektro-Endoskopie die Erforschung, selbst bekannter Partien, in viel detaillirterem Grade möglich wird, als bei der bisher üblichen Beleuchtungs- und Untersuchungs-Methode.

Das Vaginoskop setzt sich aus zwei Theilen zusammen; der eine, bekannte Theil ist ein beliebiger Scheidenspiegel, der andere ist nur ein Lichtträger, der an dem ersteren in beliebiger Weise befestigt, oder auch von demselben getrennt, einfach in die ausgedehnte Vagina, wie ein Kerzchen hineingehalten wird, um jede Partie derselben zu beleuchten. Dieser Lichtträger kann auch im Wesentlichen

Fig. 20.

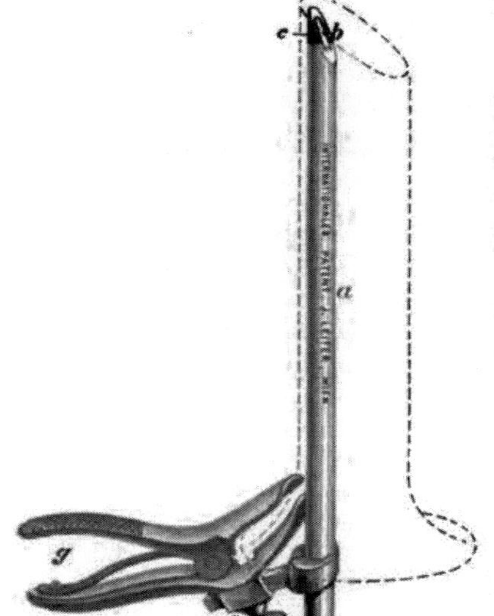

die äussere Configuration eines Scheidenhälters bekommen, so dass die Untersuchung auch in der bisher usuellen Weise vorgenommen werden kann.

In der nachfolgenden Fig. 20 sei die einfachste Ausführung eines derartigen Apparates angezeigt, wo der Lichtträger durch die Klemmzange *f g* an ein Cylinderspeculum befestigt erscheint. Die Einrichtung dieses Lichtträgers ist aus der Zeichnung leicht verständlich.

In dem Rohre *a* sind die beiden Wasserleitungscanäle und der isolirte Leitungsdraht für den einen Pol untergebracht; das Rohr selbst bildet den zweiten Pol. Bei *c* ist die Platinschlinge ersichtlich, ober welcher das schräg abgesetzte Rohr durch das Fenster *b*, zum Schutze gegen etwa eindringende Flüssigkeiten verschlossen ist. Die Anbringung der Wasserleitungsschläuche bei *e*, und des Contactes für die Leitzange bei *d*, geschieht in der bisher mehrfach angegebenen Weise.

Ein **Hysteroskop** eigens zu construiren, habe ich bisher aus dem Grunde unterlassen, weil man bei hinreichend erweitertem Cervicalcanale die Untersuchung des Uterus auch vermittelst der bereits abgehandelten Instrumente, z. B. dem Urethroskop vornehmen kann. Uebrigens wird die Gynaekologie über kurz oder lang in manchen Fällen wohl auch die ganze Cavität des Uterus der Untersuchung unterziehen, wo dann die Indicationen einerseits und die Bedürfnisse des Arztes andererseits die Grundlage zur Construction allgemein verwendbarer Instrumente bilden werden.

Heutzutage kann es sich daher bei der Untersuchung dieses Organes vorläufig nur um specielle Fälle handeln, für welche, je nach obwaltenden Umständen ein entsprechendes Instrument eigens wird verfertigt werden müssen.

Das Rectoskop.

Dieses Instrument wird im Wesentlichen nach denselben Principien hergestellt, wie das Vaginoskop. Auch hiebei handelt es sich um einen Lichtträger, der an einem beliebigen Anusspiegel befestigt werden kann; es kann auch der beim Vaginoskop beschriebene Lichtträger ohne mit einem Speculum verbunden zu werden, einfach in den beliebig dilatirten Mastdarm wie eine Kerze hineingehalten werden, um die zu untersuchende Partie zu beleuchten.

Fig. 21. Fig. 22. Fig. 23.

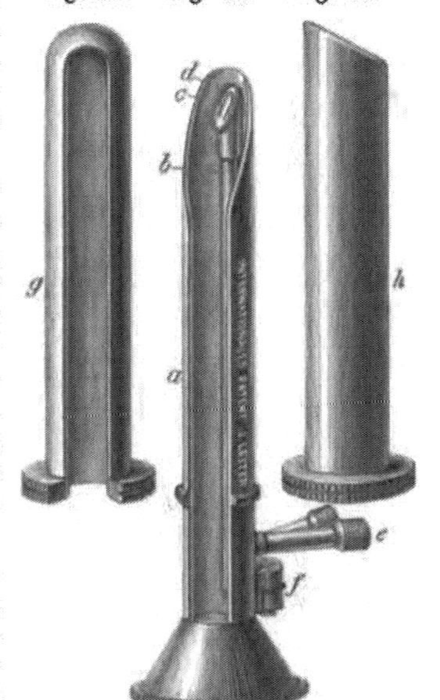

In Fig. 22 ist eine von der ebenerwähnten abweichende, jedoch für alle Fälle ausreichende Einrichtung dieses Instrumentes dargestellt.

Es besteht aus einem nach Art eines Fergusson'schen Speculums aufgeschlitzten Rohre *a*, innerhalb welches der Lichtträger *b*, mit der Lichtquelle *c*, die durch das Fenster *d* dicht abgeschlossen, angeschraubt ist. Dieses Rohr, dessen Lumen nahezu ganz zum Durchsehen, sowie zur Einführung von Aetzmittelträgern, Sonden oder anderweitigen Instrumenten zur Verfügung steht, trägt an seinem äusseren Ende den Trichter, dem zunächst bei *f* die elektrische und bei *e* die Wasserleitung eingeschalten werden.

Ueber diese, so armirte Röhre kann entweder ein vorne offenes Cylinderspeculum Fig. 23 *h*, oder ein vorne geschlossenes Fergusson'sches Speculum Fig. 21 *g*, wie die endoskopischen Röhren beim Urethroskop geschoben werden. Mit dem Speculum *g* wird dieser Apparat derartig eingeführt, dass die Mantelfläche des Theiles *a*, den Ausschnitt von *g*, wie ein Obturator verschliesst. Erst im Mastdarme wird das Rohr *a* von seinem Trichterende aus so weit gedreht, dass dessen Ausschnitt dem von *g* entspricht.

Soll eine andere Fläche der Darmwand untersucht oder das ganze Instrument entfernt werden, so kann man das Rohr *a* in die frühere Stellung, die es beim Einführen hatte, zurückdrehen.

Eine Einklemmung der Schleimhäute ist hiebei nicht leicht möglich, da die Ränder des Rohres *a* stark abgestumpft sind.

Will man verschiedene Tiefen genau beleuchten, so muss man das Rohr *a* innerhalb des Rohres *g* verschieben.

Das Enteroskop.

Dieses Instrument soll die Untersuchung tieferer Partien des Darmes ermöglichen. Die Beleuchtung und Besehung bis zur S-förmigen Krümmung, die bisher durch keine Beleuchtungsmethode ausführbar war, ist durch das Enteroskop als gesichert hinzustellen, woraus schon dessen Werth ersichtlich. Doch halte ich dafür, dass auch über die S-förmige Krümmung durch ein Instrument, wie das in Fig. 25 abgebildete, die Untersuchung des Darmes möglich werden könnte.

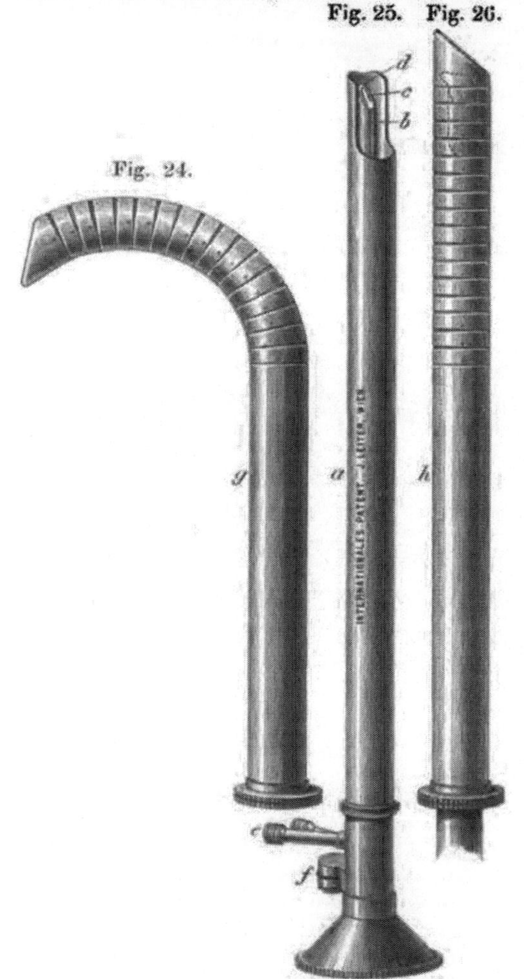

Fig. 24. Fig. 25. Fig. 26.

Dieses Instrument, Fig. 25, besteht aus dem 28 Ctm. langen, 18 Mm. dicken Rohre *a*, an dessen Innenseite der mehrfach besprochene Lichtträger angebracht ist.

Zur Untersuchung des Darmtheiles bis zur S-förmigen Krümmung führt man ein gerades, schief abgesetztes Rohr ein und schiebt in dieses das mit dem Lichtträger versehene Rohr *a*.

Zur Untersuchung über die S-förmige Krümmung hingegen, ersann ich mir ein zum Theil gegliedertes, einseitig flexibles Rohr *g*, (Fig. 24) dessen Einführung bei leichter Drehung durchführbar ist. Ist das Rohr *g* eingeführt, so könnte vorsichtig das Rohr *a* in dasselbe bis zu dessen Geradestreckung geschoben werden, wie aus *h* (Fig. 26) ersichtlich.

Auch zur Untersuchung des unteren Darmtheiles bis zur S-förmigen Krümmung eignet sich das (gerade gestreckte) Gliederrohr *h*, wie es in Fig. 26 dargestellt ist.

Ich habe wohl auch an Stelle des einseitig flexiblen ein allseitig flexibles Rohr construirt; dieses jedoch musste, um das Einklemmen von Schleimhautfalten zu verhindern, mit einem Kautschukschlauche überzogen werden; dieses Umstandes, so wie der Unsicherheit in der Orientirung während des Einführens wegen, gebe ich indess dem blos einsitig flexiblen Rohre den Vorzug.

Das Laryngoskop.

Ausser dem Urethro- und Kystoskop hat Dr. Nitze auch ein Laryngoskop angegeben, welches ich wesentlich umgestaltet habe. Dieses Instrument wird nach der Versicherung gewiegter Fachleute, die es probeweise handhabten, eine wesentliche Bereicherung der zu diagnostischen und laryngoiatrischen Zwecken verwendeten Instrumente bilden; der Vortheil dieses Instrumentes, wobei man die Lichtquelle beliebig wenden und kehren kann, gegen die bisherige Methode, wo eine ausserhalb des zu untersuchenden Raumes aufgestellte Lichtquelle erst mittelst eines Reflectors bis an den geneigten Planspiegel geleitet, und von diesem erst zum zweitenmale dahin reflectirt werden musste, woher ein Bild in dem Planspiegel entworfen werden sollte, ist schon a priori leicht einleuchtend. Der kleine Planspiegel hatte bei der bisherigen Methode die doppelte Aufgabe zu erfüllen: einerseits das vom Reflector dahin geworfene Licht gegen die Stimmbänder zu dirigiren, und anderseits von Letzteren ein Bild zu entwerfen; dieser Spiegel ist daher immer grell erleuchtet, und das beobachtende Auge muss die Bilder in diesem es blendenden Spiegel besehen. Abgesehen nun davon, dass die natürlichen Farben der Gewebe bei greller Beleuchtung mit einem von gewöhnlichem, zerstreuten Tageslichte so differenten Lichte verändert erscheinen, erfordert die Laryngoskopie heutzutage eine besondere Technik, die sich nur ein Spezialarzt, dem täglich viele Fälle zur Untersuchung zur Verfügung stehen, erwerben kann.

Aber noch eine zweite Bedingung gehört ausser dieser Technik dazu, um heutzutage laryngoskopiren zu können, nämlich eine entsprechende Sehweite, da man sich, das Auge mit dem Reflector bewaffnet, nicht unmittelbar bis an die Mundöffnung des Patienten annähern kann. Die Schwierigkeiten, die selbst die ausgezeichnetesten Kliniker meines Wissens vergeblich zu überwinden suchten, um ihre Kurzsichtigkeit durch Veränderung der Brennweite des Reflectors oder durch Anbringung von Loupen, ja selbst Fernröhren zu corrigiren, geben hievon beredtes Zeugnis.

Waren somit bisher nur die Normalsichtigen, oder im günstigsten Falle die geringgradig Kurzsichtigen dazu praedestinirt, in mehrwöchentlichen Kursen sich die zum Laryngoskopiren nöthigen Fertigkeiten anzueignen, so wird dieser Spezialzweig der Heilkunde hiedurch ein Gemeingut Aller, auch der Kurzsichtigen; denn bei diesem Laryngoskop, wo die Lichtquelle in die Nähe des zu besehenden Objectes gebracht wird, ist eine Annäherung des Auges bis an die Mundöffnung des zu Untersuchenden möglich.

Ausser diesen cardinalen Vortheilen muss noch erwähnt werden, dass bei diesem Laryngoskop der Spiegel, in welchem die Bilder beobachtet werden, nicht direct beleuchtet, somit das Auge nicht geblendet wird; dass ferner das elektrische Glühlicht dem Tageslichte viel ähnlicher ist, als jedwedes Lampenlicht; dass die directe elektrische Beleuchtung in- und extensiver verwendet werden kann, als das durch die zweimalige Reflexion vielfach geschwächte Lampenlicht; dass das neue Laryngoskop allseitig gewendet und gekehrt werden kann, und so selbst die verborgensten Falten und Winkel der Untersuchung zuführt, was bisher wegen der bei einem derartigen Versuche auftretenden bedeutenden Lichtzerstreuung, endlich der totalen Reflexion und Polarisation des Lichtes unmöglich war.

Fig. 27.

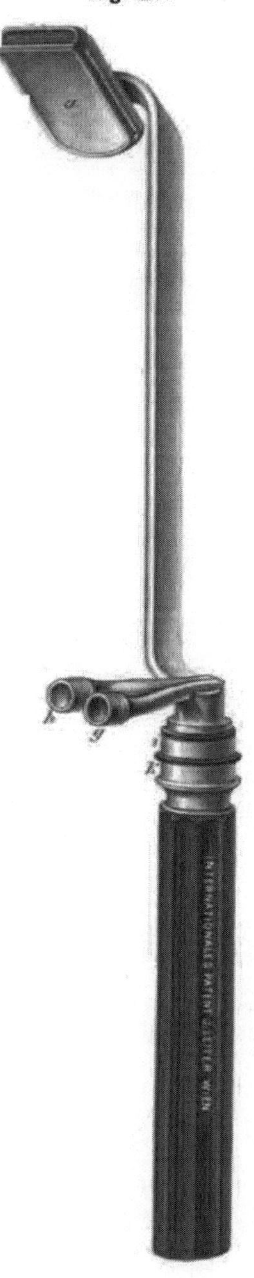

Ausser all dem Gesagten ist noch einer Hauptsache zu gedenken: Bisher musste Jeder, der genau laryngoskopiren wollte, sein Auge mit einem Reflector armiren und den eigentlichen Kehlkopfspiegel selbst handhaben; dieser letztere musste jedesmal vor dem Einführen erwärmt, und konnte nur so lange ohne Unterbrechung verwendet werden, als bis er so weit abgekühlt war, dass durch die Exspiration sich an demselben Niederschläge bildeten; dieses erforderte ein abermaliges Erwärmen, Einführen und Einstellen des Bildes; hierdurch wurde mitunter eine solche Reizung der Rachenschleimhaut herbeigeführt, dass dieselbe oft genug vorerst eigens zum Zwecke der Untersuchung minder empfindlich gemacht werden musste.

All' dieses entfällt bei dem neuen Laryngoskope; denn erstlich befindet sich hier die Lichtquelle im Rachenraume selbst; ist ferners daselbst das Bild einmal eingestellt, so kann es ohne einen Reflector der Reihe nach selbst von einem grösseren Auditorium auf das Deutlichste betrachtet werden, wobei der die Untersuchung Leitende einfach zur Seite tritt und das Instrument in der richtigen Lage erhält, was übrigens, wie ich selbst mich hievon zu überzeugen Gelegenheit hatte, auch der Untersuchte selbst bewerkstelligen kann. Dieses Instrument kann in dieser Weise beliebig lange Zeit verwendet werden, und wird hiebei durch die Vermeidung des häufigen Erwärmens und neuerlichen Einführens des Spiegels ein bedeutend geringerer Reiz gesetzt als früher; denn das Beschlagen der Spiegelplatte wird hiebei durch eine entsprechende Erwärmung derselben durch denselben elektrischen Strom, der den Platindraht erglühen macht, verhindert.

Bisher war eine Kritik der dermaligen Kehlkopfbeleuchtung nicht denkbar, da man doch nur die Vortheile der Möglichkeit der Kehlkopfuntersuchung überhaupt in Erwägung ziehen musste, und die Mängel derselben sich erst beim Vergleiche mit einer anderen Methode ergeben.

Die weiteren Vergleiche des nachfolgenden Instrumentes mit den bisher gebrauchten überlasse ich der gesammten medicinischen Welt.

In Fig. 27 ist das Laryngoskop der äusseren Form nach dargestellt; es besteht im Wesentlichen aus dem Planspiegel *a*, welcher durch Charniergelenke *b* an dem Gehäuse *c* fixirbar ist; in Letzterem ist die Wasserleitung und Lichtquelle *d* untergebracht. Der Stiel *e* dieses Spiegels besteht aus drei neben einander verlaufenden Röhren (*f i f* in folgender Figur), wovon die beiden seitlichen zur Wasserleitung, die mittlere zur Einlagerung des isolirten Leitungsdrahtes bestimmt sind. Die Rohransätze *g h*, sowie die Ringe *i k* des Griffes *f* dienen, wie die bei den früheren Instrumenten zur Wasser- und Stromleitung.

Fig. 28.

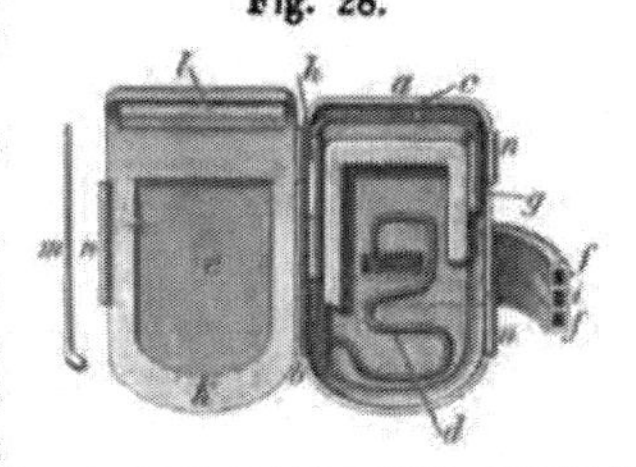

Aus Fig. 28 ist die Einrichtung des Inneren des Gehäuses *a* ersichtlich.

Der aus Doppelwänden bestehende, verkehrt *U*förmige Raum steht mit den Canälen *f f* in Communication, die das Wasser durch denselben zu- und ableiten, und bildet das Kühlhaus für den Platindraht *c*, der bei *g* mit dem ganzen Gehäuse leitend, bei *h* dagegen isolirt mit dem Neusilberdraht *d* (durch Einklemmen mittelst Stiften, wie beim Urethroskop,) verbunden ist. Das Ende dieses Neusilberdrahtes steht mit dem, im Canale *i* verlaufenden isolirten Leitungsdrahte in Verbindung. Derselbe elektrische Strom, der den Platindraht erglühen macht, erwärmt den Neusilberdraht, so dass hierdurch der Planspiegel von den Niederschlägen der Exspirationsluft freigehalten wird.

In dem am Gehäuse *a* beweglich angebrachten Rahmen *k* ist der Planspiegel *e*, dessen hintere Fläche zum Schutze des Silberbelages mit einem Glimmerblättchen bedeckt ist, eingesetzt; oberhalb desselben befindet sich in separirtem Rahmen die Krystallplatte *l*, welche als Fenster für die Lichtquelle dient.

Fig. 29.

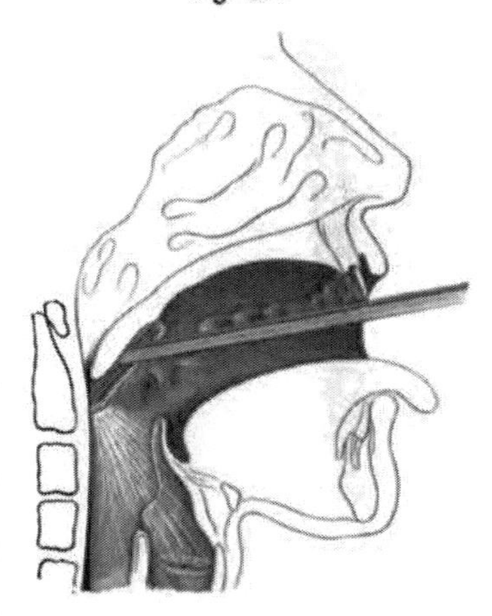

Durch Umlegen des Spiegelrahmens *k* und Befestigen desselben mittelst des Stiftes *m* wird das Gehäuse verschlossen, wodurch einerseits die Lichtquelle vor Eintritt von Flüssigkeit (durch das Fenster) geschützt, anderseits der vorerwähnte Neusilberdraht mit der hinteren isolirten Spiegelfläche in Berührung kömmt. Die Form des Spiegel sist jene von Bruns und eignet sich am besten für obige Einrichtung.

Wird dieses Instrument wie die früheren in Thätigkeit gesetzt, so kann das mit dem Spiegel verbundene Gehäuse durch die entstehende Hitze des weissglühenden Platindrahtes, welcher aus dem Fenster leuchtet, nicht mehr erwärmt werden; hingegen wird der an den eingeschalteten Neusilberdraht angepresste Spiegel gleichzeitig in dem Grade erwärmt, dass ein Beschlagen desselben verhindert wird. Der zur Erwärmung des Spiegels gerade erforderliche Wärmegrad ist durch die entsprechende Länge und Dicke des Neusilberdrahtes im Verhältnisse zum Platindraht, der in dieselbe Leitung eingeschaltet ist, erreicht.

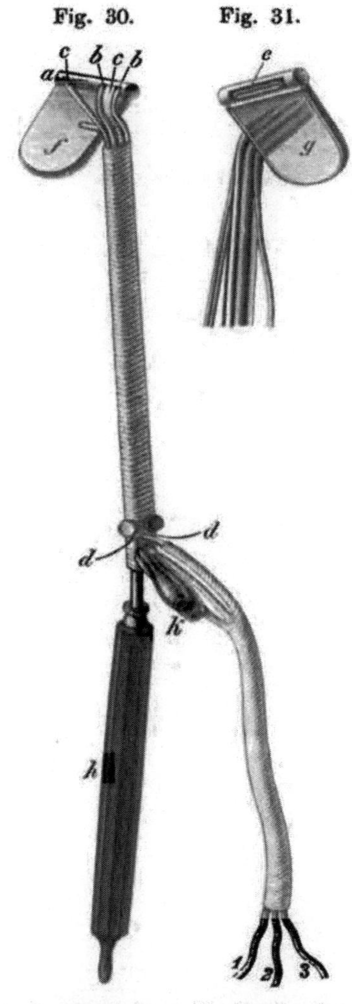

Da alle Theile des Instrumentes, die mit dem Körper in Berührung kommen, mit Ausnahme des Fensters und des Spiegels kalt bleiben, und die strahlende Wärme aus dem Fenster kaum empfunden wird, so kann ein solcher Spiegel durch lange Zeit zur Beleuchtung und Besehung des Kehlkopf-Inneren verwendet werden.

Die Beleuchtung geschieht bis in eine Tiefe von 8—10 Ctm. und in einem Umfange von 4 Ctm. Durchmesser in solcher Intensität, dass die Besehung bis in's kleinste Detail möglich ist.

Die Handhabung des Spiegels von links bietet keinerlei Schwierigkeiten beim Einführen in den Rachenraum, da die Einstellung des Bildes ohne besondere Bewegung des Spiegels erreichbar ist, und die rechte Hand zum Operiren frei bleibt.

Aus Fig. 29 ist die Einstellung des Spiegels ersichtlich.

In Fig. 27 wurde eine Form des Laryngoskops vorgeführt; ich habe jedoch auch andere Ausführungen erprobt, wo die Lichtquelle bis in die nächste Nähe der Stimmbänder eingestellt werden konnte. Selbstverständlich sind alle ferneren Aenderungen an dem Instrument ganz nebensächlicher Natur und leicht ausführbar.

Das von Dr. Nitze angegebene Laryngoskop (Fig. 30) besteht aus einem doppelwandigen cylindrischen Gehäuse *a*, an welchem zur Durchleitung des Wassers die Röhren *b b* und zur Leitung des Stromes die Röhren *c c* angebracht sind. Durch letztere ist der mit dem Platindraht montirte Silberdraht *d d* gezogen; der Platindraht ist in der Aushöhlung *e* (Fig. 31) des Wassergehäuses eingelagert. Mit diesem Gehäuse ist der Spiegelrahmen *f* verbunden, in welchem ein Planspiegel *g* (Fig. 31) eingesetzt ist, welch' letzterer durch einen im Grunde der Spiegelfassung isolirt eingelagerten Neusilberdraht vermittelst eines separaten galvanischen Stromes zur Vermeidung des Beschlagens erwärmt wird.

Die Röhren für den Leitungsdraht, für das Wasser und der separate Leitdraht *g* (für den Neusilberdraht) sind durch Seide und Harz von einander isolirt und mit Seidenfäden zusammengebunden, und bilden so den an einem Griff *h* befestigten Stiel für den Spiegel. Die Zuleitung der Ströme von zwei gesonderten Batterien geschieht an die drei Leitungsdrähte 1, 2 und 3, und die des Wassers durch Anstecken von Gummischläuchen an die Oliven *k*.

Ein Vergleich ersteren Instrumentes mit diesem ergiebt ausser den bereits mehrfach erörterten Mängeln der Originalinstrumente Dr. Nitze's überhaupt, sowie abgesehen von der jetzigen entsprechenderen Form, vor Allem eine wesentlich andere, brauchbare Einrichtung, welche in der beweglichen Anbringung des Spiegels an das Gehäuse (wodurch die Manipulation beim Einsetzen neuer Spiegel etc. ohne Zerstörung des Ganzen gesichert ist), ferner in der Einschaltung des Wärmedrahtes in eine Leitung, der compendiösen Einschaltung neuer Platindrähte, sowie in der Anbringung eines Fensters zum Schutze der Lichtquelle gipfelt.

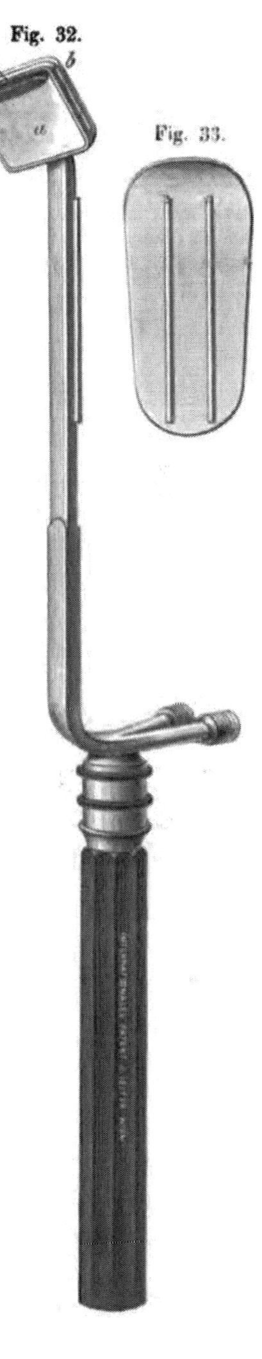

Fig. 32.
Fig. 33.

Das Pharyngo-Rhynoskop.

Um nicht den Vorwurf auf mich zu laden, jedes gerade oder gekrümmte Röhrchen unter einem besonderen Namen zu beschreiben, fasse ich unter der Benennung Pharyngo-Rhynoskop drei, wesentlich verschiedene Instrumente zusammen, die insgesammt zur Untersuchung des Schlundkopfes und der Nasenhöhle dienen, und welche dereinst vielleicht durch besondere Namen, wie etwa: Pharyngoskop, Rhynoskop, Conchoskop u. s. w. werden unterschieden werden.

Hat das Laryngoskop zu langen Erörterungen Anlass geboten, so könnte an diese Instrumente sich eine noch bedeutend grössere Discussion knüpfen, wenn in dieser Richtung bisher überhaupt allgemein brauchbare Instrumente vorgelegen wären; denn es ist ja allbekannt, dass speciell die Rhynoskopie nur unter bedeutenden Schwierigkeiten und durchaus nicht etwa in dem Grade, wie die Laryngoskopie aus übrigens naheliegenden Gründen (anatomische Verhältnisse und von Aussen reflectirtes Licht) gehandhabt werden konnte.

Erwägt man hingegen die enormen Vortheile, welche dadurch geschaffen werden, dass die Lichtquelle an den zu untersuchenden Punkt gebracht, und die also direct beleuchtete Partie entweder mittelst eines Planspiegels, oder nach Art des Urethroskops durch ein gerades Rohr direct, oder endlich mit Hilfe eines rechtwinkligen Prisma's, wie beim Kystoskop, beobachtet werden kann, wodurch auch die sonst durch anatomische Verhältnisse coupirten Stellen zur Ansicht gelangen, so ergibt sich hieraus die Dignität dieser Instrumente von selbst.

Zur Untersuchung des Schlundkopfes dient das in Fig. 32 dargestellte Instrument, das im Wesentlichen dieselbe Einrichtung wie das Laryngoskop, Fig. 27 besitzt, und von diesem sich nur durch die, den bezüglichen Verhältnissen entsprechend angebrachte Lichtquelle unterscheidet.

Bei diesem Instrumente muss die Lichtquelle in der Ebene des Spiegels situirt sein; aus diesem Grunde entfällt hiebei die Anbringung eines separaten Fensters zum Schutze derselben, vielmehr wird das Spiegelglas selbst hiezu verwendet. Es ist nämlich der Spiegel *a* an seinem oberen Rande *b* auf circa 2 Mm. in seiner ganzen Breite, wie ersichtlich, von seinem Silberbelage befreit, und darunter der Platindraht *c* in seinem Kühlhause untergebracht.

Fig. 34.

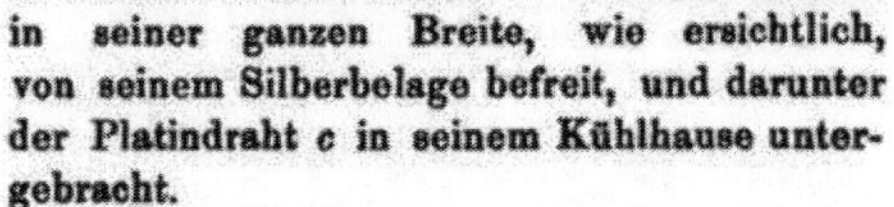

Durch dieses so geschaffene Fenster treten die Lichtstrahlen derartig aus, dass sie die zu untersuchenden Stellen beleuchten, ohne das beobachtende Auge erheblich zu molestiren, besonders bei richtiger Handhabung des Spiegels, wie aus Fig. 34 ersichtlich.

Auf dem Stiele des Spiegels kann zum Niederhalten der Zunge die in Fig. 33 abgebildete Spatel aufgeschoben werden.

Die schematische Durchschnittsfigur 34 zeigt recht anschaulich die eine Seite der Vortheile dieses Instrumentes, indem hiebei das Gaumensegel und Zäpfchen gar kein Hindernis bieten, was von der Beleuchtung mittelst reflectirtem Lichte nicht ausgesagt werden kann; denn hier wird directes Licht hinter das Gaumensegel eingebracht, welches den ganzen Nasen-Rachenraum bis an die vorderen Nasenlöcher taghell erleuchtet.

Der einmal eingestellte Spiegel kann bei Anwendung dieser Methode lange Zeit hindurch behufs Demonstration oder eventuell Operation verwendet werden, umsomehr als die Fixirung desselben an dem abgebogenen Griffe ausserhalb der Mundhöhle auch durch den Patienten selbst möglich ist, wobei erstlich die Mundhöhle desselben, und weiters beide Hände des Untersuchenden frei bleiben können.

Das in Fig. 35 dargestellte Instrument dient zur Untersuchung der Nasenhöhlen und vorzugsweise der hinteren Wand des Schlundkopfes und der in der Nähe gelegenen seitlichen Partien desselben, von der vorderen Seite der Nase aus. Es wird nämlich analog wie ein Katheter für die Eustachische Ohrtrompete durch den unteren Nasengang eingeführt. Die Einrichtung dieses Instrumentes ist mit Ausnahme der Dimensionen wesentlich analog jenem des Urethroskops.

Ueber den stabförmigen Lichtträger Fig. 35 können Metallröhren von der in Fig. 37 dargestellten Form in verschiedenen Dimensionen wie aus den Querschnitten 1, 2 und 3 Fig. 36 zu ersehen, aufgeschoben werden; durch diese Rohre geschieht nicht nur die Beobachtung und Untersuchung der beleuchteten Partien, sondern ist auch die Ausführung etwa nöthiger Operationen möglich.

Die Vortheile dieses Instrumentes gegenüber den zu gleichen Zwecken verwendeten geraden Röhren, in welche das Licht von aussen durch Reflexion eingeleitet wurde, bedürfen keiner weiteren Auseinandersetzungen.

Fig. 35. Fig. 36. Fig. 37. Fig. 38.

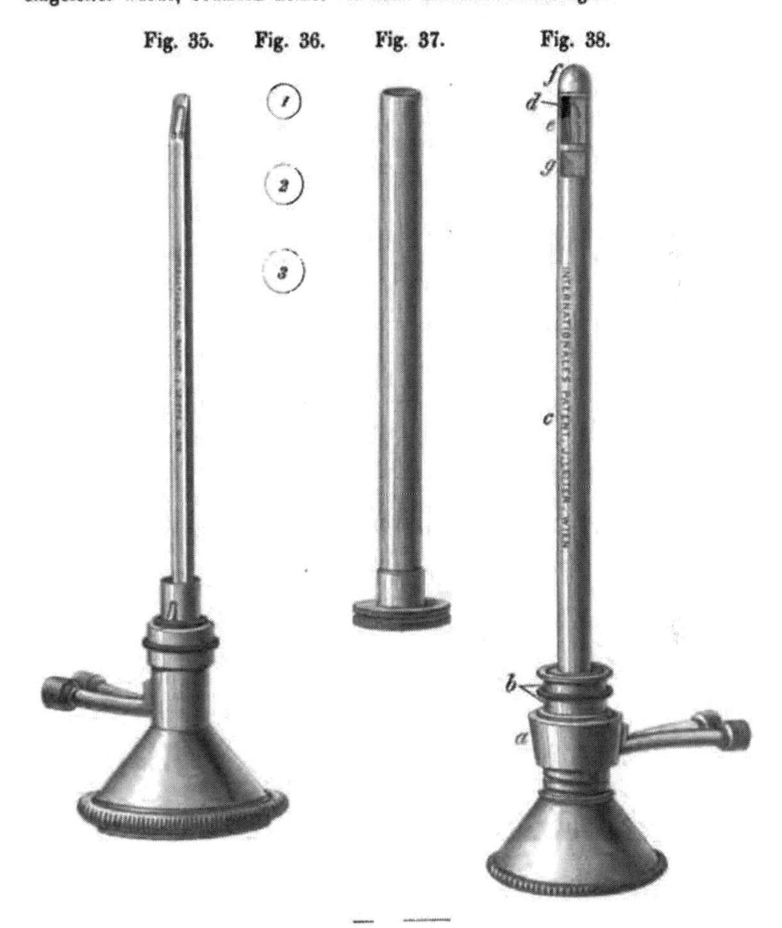

Zur Besichtigung sämmtlicher Nasen - Rachengebilde von der Nase aus dient das Instrument Fig. 38, welches im Wesentlichen analog dem Kystoskop Fig. 15 construirt ist.

An der, innerhalb der Ansatzstücke für die Wasser- und Stromleitung *a b* drehbaren Röhre *c* ist die Lichtquelle *d*, ähnlich wie beim Urethroskop eingesetzt und mittelst einer, in einer Metallhülse *e* gefassten Krystallplatte geschützt, welche vom Ende des Instrumentes aus eingeschoben und durch die abschraubbare Kuppe *f* fixirt wird.

Diese Einrichtung ermöglicht die Einsetzung eines neuen Platindrahtes und die Reinigung des Fensters von innen her. Vor der Lichtquelle ist in das Rohr auf derselben Seite ein Prisma *g* eingesetzt, durch welches alle seitlichen Partien vom Trichter aus entweder mit oder ohne einem Fernrohr beobachtet werden können.

Durch Drehung des Rohres *c* vom Trichter aus können sämmtliche Gebilde ringsum nach und nach, wie beim Kystoskop zur Ansicht gebracht werden.

Dieses Instrument habe ich auf Anrathen von Prof. Zaufal construirt, welches er für die rhynoskopische Untersuchung besonders als wünschenswert erklärte, weil hiedurch alle oberen, unteren, seitlichen und vorderen Gebilde genau und scharf beobachtet werden können, was bisher auf keine Weise auch nur annäherud mit einem Instrumente möglich war.

Zu dieser Ueberzeugung gelangte Prof. Zaufal nach einer einmaligen Anwendung der ersteren zwei Instrumente an einem meiner Hilfsarbeiter, die sich überhaupt zur Erprobung jedes der angeführten und weiters zu besprechenden Instrumente freiwillig zur Verfügung stellten.

Bei dieser Untersuchung erklärte Prof. Zaufal gewisse Vorgänge in einer Weise, wie vorher noch Niemand sie gesehen, beobachtet zu haben.

Stomatoskop.

Zur Untersuchung der Mundhöhle und der Zähne habe ich das in Fig. 39 abgebildete Instrument construirt, wodurch die Beobachtung sowohl direct als auch im Spiegelbilde möglich ist.

Dasselbe besteht im Wesentlichen aus zwei Theilen, von denen der eine den Spiegel mit dem Fensterchen für die Lichtquelle, der andere den Griff und den Stiel des ganzen Instrumentes sammt der Strom- und Wasserleitung nebst der frei zu Tage liegenden Lichtquelle enthält.

Der runde, 15 Mm. im Durchmesser betragende Planspiegel *a* ist mit seiner Fassung an ein Rohr *b* fixirt, an welchem noch ein rechteckiger Ausschnitt durch ein Krystallfenster *c* verschlossen wird. Der zweite Theil des Instrumentes endigt mit dem Rohre *d*, über welches das Rohrstück *b* geschoben wird; in dieses Rohr *d* ist die Strom- und Wasserleitung, so wie die Lichtquelle *e* wie beim Urethroskop angebracht. Die Verbindung der Wasserschläuche geschieht hier wie beim Kystoskop mittelst eines drehbaren Ringes *f* jener der Leitdrähte an dem fixen Ringe *g*, um vom Griffe *h* aus die Lichtquelle und den Spiegel zur bequemeren Einstellung ohne Mitführung der Schläuche und Drähte um die Längsachse drehen zu können.

Zur directen Beobachtung wird statt des Spiegels das Rohrstück *i* Fig. 40 mit dem Fenster über die Lichtquelle an das Rohr *d* gesteckt.

Wird dieses Instrument, mit dem Spiegel armirt, in Thätigkeit gesetzt, so leuchtet der Platindraht aus dem Fenster, ohne die Metalltheile zu erwärmen; die Erwärmung des Spiegels, die gegen das Beschlagen auch hier nothwendig ist, geschieht durch die strahlende Wärme des Platindrahtes, dessen schlingenförmiges Ende durch Verschiebung der beiden Rohre übereinander innerhalb des Rohres *b* beliebig nahe an die Spiegelfassung gebracht werden kann.

Fig. 39.

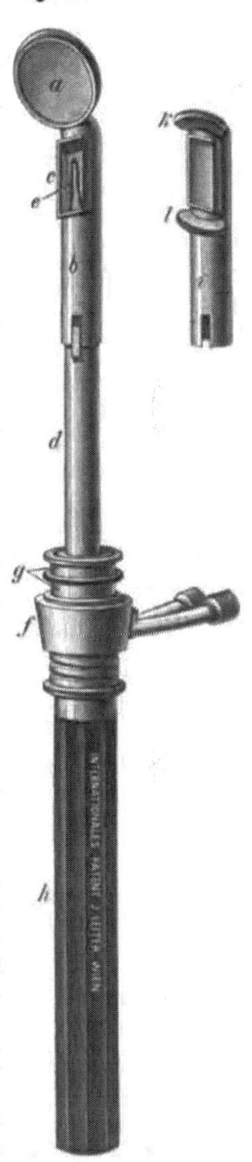

Durch die grössere oder geringere Entfernung der Platinschlinge von der Spiegelfassung wird je nach der Intensität des Erglühens derselben der nöthige Wärmegrad des Spiegels erreicht. Die Untersuchung mit diesem Spiegel gegenüber anderen Spiegeln mittelst reflectirtem Lichte, besonders die der Zähne, hat den Vorzug der directen nahen und intensiven Beleuchtung für sich. Sie ermöglicht das Besehen der feinsten und verborgensten Defecte, so wie den noch nie erreichten Vortheil, dass Operationen im Munde und an den Zähnen, z. B. zur Excavation und Plombirung unter fortwährender Beleuchtung geschehen können, zumal da das eingestellte Instrument vom Patienten selbst fixirt werden kann. Statt der Spiegelbilder kann mitunter die directe Beobachtung und Durchleuchtung der Zähne vortheilhaft sein. Zu diesem Zwecke wird die, mit dem separirten Fenster Fig. 40 geschützte Lichtquelle so nahe an die Objecte angelegt, als es die Ansätze *k l* gestatten.

Diese letztere Einrichtung habe ich dem Instrumente auf Anrathen des Herrn Dr. Jenkins, Dentist american in Dresden, gegeben.

Für Zahnärzte könnten alle, für diese Beleuchtung, so wie auch die eventuell zu galvanokaustischen Operationen nöthigen Apparate, wie die Batterie und das Wasserreservoir, separirt vom Operationszimmer, und der Stromregulator am Operationsstuhle angebracht, das Ablaufwasser hingegen unter diesem gesammelt werden. Die Leitung des galvanischen Stromes, (aus dicken Kupferdrähten bestehend) und das Wasserrohr (vom Reservoir) könnten am Plafond angebracht werden; die Batterie, die mit einer Füllung über zehn Stunden constant wirkt, könnte während der ganzen Operationszeit gefüllt bleiben, so dass sie zu jeder Minute für die eine oder andere Verwendung zur Verfügung stände.

Instrumente zur Oesophago- und Gastroskopie.

Durch die nachfolgenden von mir mit Zugrundelegung der Bruck'schen Methode und in Verfolgung der bezüglichen Intentionen Dr. Nitze's construirten Instrumente ist es möglich, die Speiseröhre und den Magen in der gesammten Ausdehnung derselben nach allen Richtungen hin direct zu besehen. Die Ausführung von derlei Instrumenten in der Weise, dass sie den eben angegebenen Anforderungen in jeder Richtung Rechnung tragen, nahm eine durch weitaus über ein halbes Jahr andauernde, unausgesetzte Thätigkeit mit Verwendung der vorzüglichsten Arbeitskräfte in Anspruch, und ich muss nach den Erfahrungen meiner eigenen dreissigjährigen, nicht unbedeutenden Praxis in der Verfertigung ärztlicher Hilfsmittel die Construction und Ausführung dieser Instrumente als das bisher weitaus schwierigste Problem, das je einem Instrumentenmacher vorgelegen ist, bezeichnen.

Die Grösse der sich hiebei aufthürmenden, anfänglich fast unüberwindlich erschienenen Schwierigkeiten, mag aus den eigenen Worten Dr. Nitze's erhellen, der diese Lösung, wie ich sie durchgeführt, durch mechanische Mittel für undurchführbar erklärte.

Ich will den Leser hier nicht weiter mit den vielfachen Experimenten zur Lösung meiner Aufgabe behelligen, sondern führe sofort im Nachfolgenden die beiden Instrumente in ihrer vollendeten Ausführung vor. Was indess die dignitäre Richtung dieser beiden Instrumente betrifft, so entschlage ich mich in dieser Beziehung jeder auch noch so einfachen Erörterung, weil der gewaltige Unterschied zwischen einer Sonden-Untersuchung und einer directen Besichtigung der erkrankten Organe und Organtheile jedem Vorurtheilsfreien schon a priori klar sein muss. So complicirt auch diese beiden Instrumente in der Zeichnung und Detaillirung erscheinen mögen, so einfach gestalten sie sich Demjenigen, der mit denselben hantirt.

Das Oesophagoskop

Fig. 41

besteht in seinem wesentlichen Theile aus einem biegsamen metallenen Schlundrohre, welches durch eine knieförmig abgebogene Metallhülse verschiebbar ist.

Im knieförmigen Theile dieser Metallhülse, die zugleich als die eine Handhabe dieses ganzen Instrumentes dient, sind zwei dreiseitige rechtwinklige Glasprismen fixirt und ermöglichen die Betrachtung eines an der Mündung des Schlundrohres beleuchteten Bildes durch ein horizontal blickendes Auge. Damit dies gelinge, muss jederzeit der in die Speiseröhre eingeführte Theil sowie der in der Mundhöhle befindliche, durch welchen der Einblick stattfindet, gerade gestreckt werden, was mittelst eines Stahldrahtes vom oberen, ausserhalb der Mundhöhle gelegenen Theile des Instrumentes aus besorgt wird.

Fig. 41.

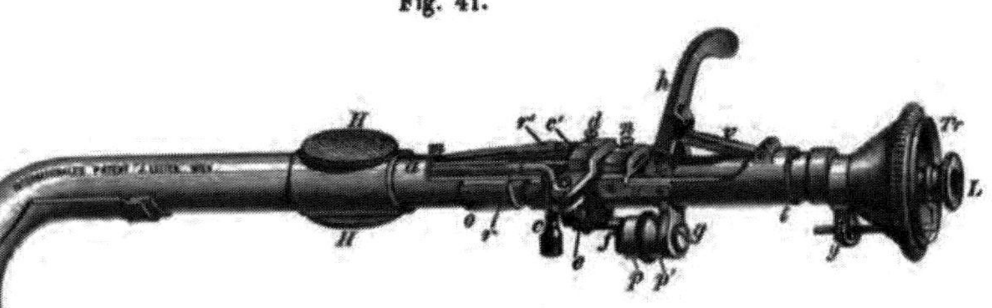

An der Mündung des eingeführten (unteren) Theiles dieses Schlundrohres wird in der bisher mehrfach erörterten Weise elektrisches Glühlicht erzeugt, und die Wärme desselben durch circulirendes Wasser beseitigt. Das ganze Instrument wird in der Weise gehandhabt, dass es ganz zurückgezogen, mit dem knieförmigen Ende der Leitungshülse über dem Kehldeckel eingeführt und von seinem oberen Ende aus bei Fixirung der Leitungshülse so tief in die Speiseröhre vorgeschoben wird, als es die krankhaften Veränderungen derselben erheischen. Wie dieses Rohr construirt, auf welche Weise die elektrische Leitung, die Wasserleitung und der Spanndraht in demselben ohne Beschränkung des zum Durchsehen nöthigen Raumes untergebracht sind, auf welche Weise ferner die Prismen in fixer Lage immer befestigt bleiben, unbeschadet des Vor- und Rückwärtsschiebens des Schlundrohres in der Führungshülse, endlich die Einrichtung der elektrischen und Wasserleitung, der Spannvorrichtung und des optischen Apparates am oberen Ende des Instrumentes möge aus folgender Detaillirung ersehen werden.

Das vorhin besprochene metallene, flexible Schlundrohr *s* Fig. 41 ist 35 Ctm. lang und 15 mm. dick, und besteht aus 60 ringförmigen Gliederstücken, die durch je zwei seitliche Charniergelenke gegen einander einseitig beweglich sind. Diese Glieder bilden sowohl im gestreckten wie auch im gekrümmten Zustande, ferner auch in allen Mittellagen jederzeit ein vollständig geschlossenes Rohr, ohne je quere Zwischenräume zwischen den einzelnen Ringen zu bilden, in welche Schleimhautfalten eingeklemmt werden müssten; dies ist auf die Weise gelöst, dass jeder einzelne Ring an der inneren Seite seiner oberen Mündung ausgeweitet und um das gleiche Längenstück an der Aussenseite seiner unteren Mündung verjüngt wurde, so dass ein Ring in den andern geschoben werden kann.

Da die Ausweitung und Verjüngung lediglich durch die Verminderung der Dicke der Mantelfläche jedes einzelnen Ringes geschah, wurde das Schlundrohr in seiner ganzen Länge in gleicher Dimension (cylindrisch) erhalten. Die einzelnen Glieder sind ausserdem an der vorderen und rückwärtigen Seite so ausgefeilt, dass das ganze Rohr nach der einen Seite in einer Ebene schneckenförmig zusammengebogen, nach der entgegengesetzten Richtung aber nur bis zur geradlinigen Stellung gestreckt werden kann.

Dieses Gliederrohr ist an ein ungegliedertes, 18 Ctm. langes Metallrohr *a*, von gleichem Querschnitt angeschraubt, welch' letzteres den oberen vorderen Theil des ganzen Instrumentes bildet, und die übrigen von *a* bis *T r* sichtbaren Theile trägt; abgeschlossen ist dieses Rohr *a* durch den Trichter *T r* der die Loupe *L*, Fig. 42, zur Vergrösserung des zu besehenden Bildes enthält. Das gegliederte Rohr *s* ist, wie aus dem Querschnitte Fig. 43 ersichtlich, in zwei ungleich grosse Räume getheilt, von denen der grössere *i* zum Durchsehen, der kleine hingegen zur Aufnahme der Kautschukschläuche *r r* für die Wasserleitung, dann des isolirten Leitungsdrahtes *l*, und des Spanndrahtes *sp*. dient.

Fig. 42.

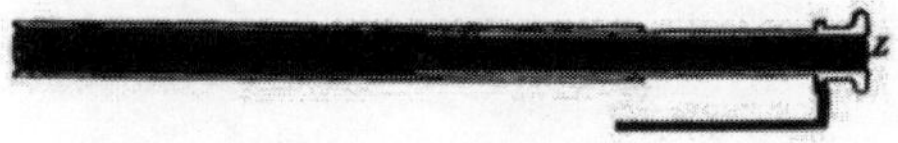

Fig. 43.

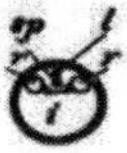

Diese Theilung des Rohres ist auf die Weise durchgeführt, dass in jedem Gliederringe, seiner Länge entsprechend, ein rechteckiges Plättchen, an dessen beiden Seiten dünne Rohrstücke angebracht sind in der Weise, wie aus Fig. 44 im Querschnitte ersichtlich, eingelöthet ist. Durch die kurzen Rohrstücke werden die Wasserleitungsschläuche *r r* gezogen, der kleinere Raum *i'* dient sodann zur Unterbringung des Leitungs- und Spanndrahtes; damit die Einführung beider durch das zusammengestellte Gliederrohr jederzeit leicht und sicher ausgeführt werden könnte, ist der Spann- und Leitungsdraht, wie aus Fig. 45 ersichtlich, an ein elastisches Metallband mittelst Oesen, die 2 Ctm. von einander entfernt angelöthet sind, festgehalten, und werden beide Drähte sammt diesem Metallbande durch den Raum *i'* geschoben.

Fig. 44.

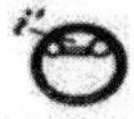

Fig. 45.

Das einzuführende Ende des Gliederrohres ist durch die unten offene Kapsel *k* Fig. 47, welche die Lichtquelle Fig. 46 umgibt, abgeschlossen. Diese Figur stellt ein entfernbares Stück dar, welches dem entsprechenden Theile des Harnröhren-Instrumentes analog construirt und mittelst zweier Schrauben an das Gliederrohr befestigt ist; *r r* sind die Röhrchen, über welche die Kautschukschläuche festgebunden werden, *l* ist der isolirte Leitdraht für den einen Pol, während das Rohr selbst den zweiten Pol bildet; *schl* ist die Platinschlinge; der Spanndraht ist separat an das letzte Glied des Rohres eingehangen. Die beiden Schläuche, der Leitungs- und Spanndraht sind an der convexen inneren Wand des ganzen Rohres bis nach *r' d*, *n* Fig. 41 durchgeführt.

Fig. 46.

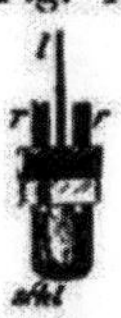

Dieselben treten bei *m* durch den oberen Ausschnitt des Rohres *a* heraus; die Schläuche *r r'* sind an die winkeligen Metallröhren *c c'* fest gebunden, an welche die Zuleitungsschläuche mittelst Holländerschrauben befestigt werden; der isolirte Leitungsdraht ist mittelst der Schraube *d* an den Ring *e* festgeklemmt, von welchem durch das Metallstück *f* der Contact mit dem einen Pole *p* hergestellt wird, während der zweite Pol *p'* durch das Metallstück *g* mit dem Instrumente selbst leitend verbunden ist. Sowol der Ring *e* als auch das Verbindungsstück *f*, und der Pol *p*, sind mittelst Hartgummizwischenlagen von den übrigen metallenen Bestandtheilen des Instrumentes isolirt. Hinter dem Ringe *e* ist das vordere Ende des Spanndrahtes mittelst der Schraube *n* an den Kloben *u* festgeklemmt.

Fig. 47.

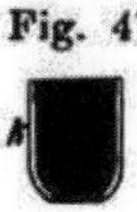

Alle diese letztgenannten Theile, nämlich die Knieröhrchen *c c'*, der Ring *e*, der Kloben *u*, die Verbindungsstücke *f g* für die Leitung, sowie die Contact-Rollen *p p'* sind indess nicht an das, durch den Trichter *Tr* abgeschlossene Rohr *a* befestigt, sondern mit einem über dasselbe verschiebbar eingerichteten Rohrstück *ot* verbunden. Dieses Rohrstück *ot* sammt all' den vorhin genannten Fixirungspunkten kann mittelst des einarmigen Hebels *h* und der Schubstange *v* über das Rohr *a*, an welchem der Hebel *h* seinen fixen Drehpunkt *w* hat, nach vor- und rückwärts geschoben werden.

Durch das Annähern des Rohrstückes *ot* an die Trichteröffnung des Rohres *a* werden die Gummischläuche, der Leitungs- und Stahldraht angespannt und hiebei durch letzteren das Gliederrohr *s* gerade gestreckt. Durch die entgegengesetzte Bewegung werden alle genannten Theile entspannt.

Wie schon Eingangs erwähnt, wird das Gliederrohr nicht direct, sondern mit Hilfe der knieförmig abgebogenen Leithülse Fig. 48, an der sich zugleich die Handhaben *H H* für die das ganze Instrument fixirende Hand des Untersuchers befinden, eingeführt. Das Gliederrohr kann, während *H H* fixirt wird, wie in Fig. 41 dargestellt, von seinem oberen Ende *T r* aus, sowohl in gestreckter, als auch in relaxirter Stellung mit Leichtigkeit vor und rückwärts geschoben, beziehungsweise mehr oder minder tief eingeführt werden, während zugleich das beobachtende Auge die zu passirende Strecke nach und nach überblickt.

Fig. 48.

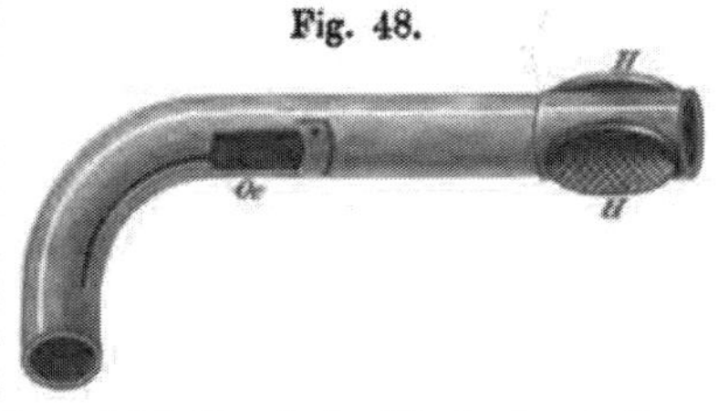

Dass die Beobachtung eines, am verticalen Ende des Instrumentes auftretenden Bildes, durch ein bei *T r* horizontal schauendes Auge mittelst zweier in dem Knie der Leitungshülse *a* befestigten, rechtwinkligen, dreiseitigen Glas-Prismen geschieht, wurde bereits oben gesagt. Es erübrigt nur noch die Art und Weise der Befestigung dieser Prismen im Kniestücke der Leithülse anzugeben, die es gestattet, dass ohne Verschiebung derselben das Gliederrohr innerhalb der Leithülse nach vor- und rückswärts bewegt werden kann, und so in jeder Einstellung die Beobachtung ermöglicht.

Die beiden Prismen *p r* und *p r'* sind, wie aus Fig. 49 ersichtlich, einzeln gefasst und durch den Bogen *b g* unverrückbar zusammengekuppelt, und mittelst der verticalen Stützplättchen *s t* an die Platte *p l* befestigt, so dass Fig. 49 ein fixes System darstellt.

Fig. 49.

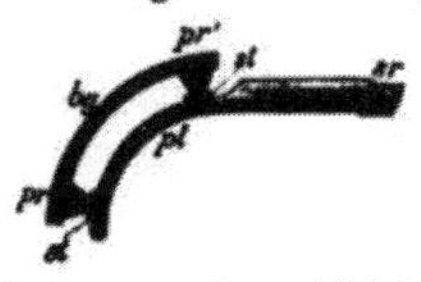

Die Verschiebung des Gliederrohres *s* über dieses System wurde auf die Weise erreicht, dass ersteres seiner ganzen Länge nach an seiner concaven Seite, wie aus Fig. 50 erhellt, aufgeschlitzt worden ist.

Fig. 50.

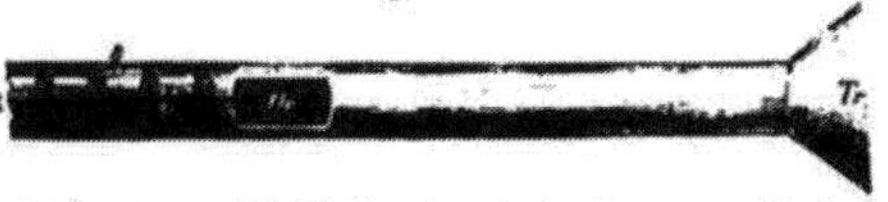

Dieser Schlitz *s z* entspricht der Dicke der kurzen Stützplättchen des Systemes die in dem Schlitze stehen, und nun dürfte es verständlich sein, wie letzteres an die Leithülse fixirt, dennoch eine Verschiebung des Rohres *s* innerhalb derselben gestattet.

Die Fixirung und Lage des Systemes in Bezug auf die Leithülse, ist in Fig. 51 dargestellt.

Fig. 51.

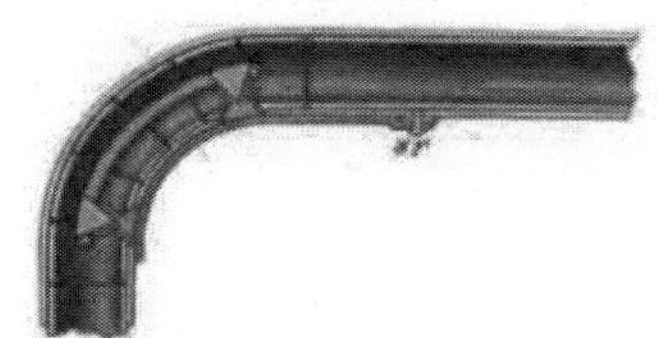

Zu diesem Zwecke wird ein elliptischer Ausschnitt *Oe* des Rohres *a* (Fig. 50) mit einem gleich grossen Ausschnitt *Oe* der Leithülse (Fig. 48), zusammengepasst, und hiedurch das System in das Knie der Leithülse eingebracht, sodann aussen mittelst einer verschiebbaren Platte *sr* befestigt.

Die Loupe (Fig. 42) zur Vergrösserung des Bildes dienend, kann im Trichter durch den aussen vorragenden Stab mittelst der Schraubenmutter *y*, zur genauen Einstellung verschoben, oder auch ganz entfernt werden, falls man das Gesehene in natürlicher Grösse beobachten will.

Handelt es sich nur um die Untersuchung des obersten Theiles des Oesophagus, beziehungsweise nur um die Besichtigung des Einganges in die Speiseröhre, so kann ein kurzes Instrument, das wol die wesentlichen Theile des Oesophagoskops enthält, jedoch nicht aus zwei ineinander verschiebbaren Röhren besteht, sondern gleich im Ganzen gefertigt ist (von der äusseren Form der Leithülse etwa) verwendet werden.

Das Gastroskop

dient zur Inspection der inneren Wände des Magens. Dies wird durch das Einbringen der Lichtquelle in den Magen selbst und durch Betrachtung der hiedurch beleuchteten Partien desselben ausgeführt. Um dies möglich zu machen, bedient man sich im Wesentlichen eines, dem vorigen ähnlichen Instrumentes, das aus einem verticalen Schlundrohre mit einem horizontalen Mundrohre besteht. Da, wo beide (gerade über dem Kehldeckel) ein Knie bilden, sind, wie beim vorhergehenden Instrumente, zwei rechtwinklige Prismen zu gleichen Zwecken benützt. Um aber auch die seitlichen Partien des Magens besehen zu können, ist am eingeführten Ende des Instrumentes ein optischer Apparat wie beim Kystoskop angebracht. Da indess beim Gastroskop die Drehung des ganzen Schlundrohres zwar mechanisch ausführbar, aber aus dem Grunde nicht opportun erschien, weil hierdurch möglicher Weise das ganze Speiserohr, das sich jedenfalls wie bekannt jeder Schlundsonde eng anschmiegt, hätte torquirt werden können, ist die Einrichtung getroffen, dass nur der optische Apparat bei Fixirung des ganzen Schlundrohres um eine verticale Achse drehbar construirt wurde, welche Bewegung vom Trichterende aus regiert wird.

Fig. 52.

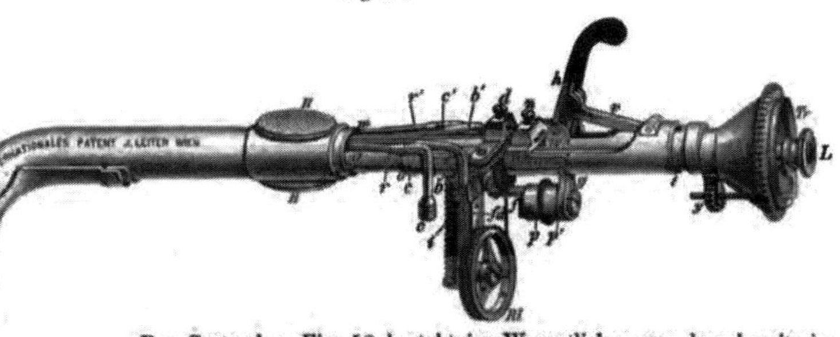

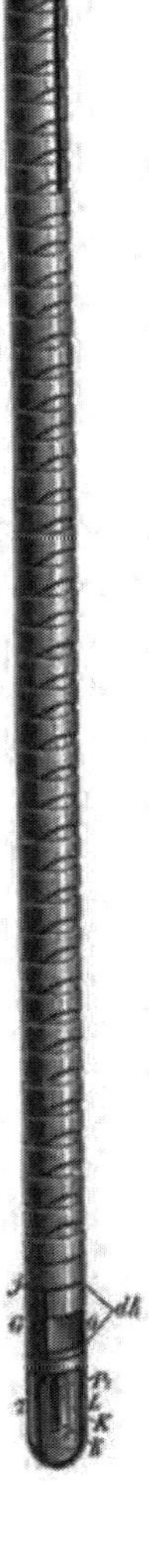

Das Gastroskop Fig. 52 besteht im Wesentlichen aus dem bereits im Vorigen des näheren beschriebenen 44 Ctm. langen und 15 Mm. dicken Gliederrohre *s*, welches mit dem 22 Ctm. langen ungegliederten Rohre *a*, das nach Oben durch den Trichter *Tr* abgeschlossen ist, zusammenhängt.

Das Schlundrohr *s*, sowie ein Theil des Rohres *a* sind wie beim Oesophagoskop, innerhalb des Leitungshülse *Lt* verschiebbar. Desgleichen ist über das Rohr *a* auch beim Gastroskop, das kurze Rohrstück *ot* vermittelst des Hebels *h* verschiebbar, an welch' letzterem auch hier die Knieröhrchen *c c'* für die Wasserleitung, die Klemmschraube *d* für die isolirte elektrische Leitung und die Klemmschraube *n* zur Befestigung des Spanndrahtes angebracht sind.

Fig. 53. Fig. 54.

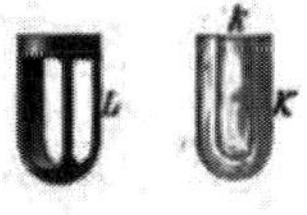

Ausser allen diesen genannten, bereits aus den früheren bekannten Theilen, befinden sich an dem verschiebbaren Rohrstücke *ot* beim Gastroskop noch die gekrümmten Röhrchen *b b'*, die Rolle *Rl* und die Spiralfeder *i*, deren Zweck im Folgenden dargelegt werden wird.

Different vom Oesophagoskop ist bei diesem Instrumente das untere Ende, welches die Leuchtvorrichtung *L* und den zur Betrachtung der Wände des Magens dienenden optischen Apparat *O* enthält, construirt. Die Leuchtvorrichtung *L* ist genau dem Bruck'schen Diaphanoskop nachgebildet.

Fig. 55.

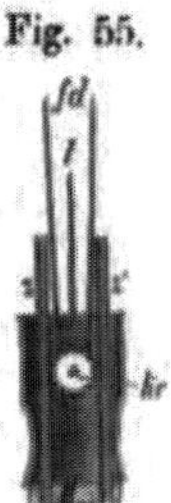

In das dreiarmige Laternengerüste *L*, (Fig. 53) sind die beiden Glaskölbchen *K k*, Fig. 54 luftdicht in der Weise, wie aus Fig. 52 ersichtlich, eingesetzt. Zwischen den beiden Kölbchen *K k* ragt, durch eine Laternenstütze gedeckt, das metallene Wasserzuleitungs-Röhrchen *z* (Fig. 52) bis auf den Grund.

Das Wasser erfüllt somit den ganzen Raum zwischen den Kölbchen *K k* und absorbirt die gesammte vom glühenden Platindraht *Pt* ausgehende Wärme.

Das Wasserableitungsröhrchen *z'*, Fig. 55, geht von der Decke der Laterne *L* aus; diese Laterne *L* ist an das Gehäuse *G* (Fig. 52) angeschraubt, das Gehäuse *G* selbst ist durch die Schraube *j* mit dem Gliederrohre verbunden und bietet nach Entfernung des Laternengerüstes und Abhebung des Deckels *dk* die in den schematischen Figuren dargestellten Ansichten der einzeln hier untergebrachten Theile.

Unmittelbar nach Entfernung des Deckels *dk* lässt sich das aus dem Prisma *Pr* Fig. 56 und den Linsen *Li*, *Li'*, *Li''* bestehende System herausnehmen, das an seiner Fassung das gezähnte Stirnrad *s t r* trägt. Diesem Stirnrade entsprechend befindet sich an der dem Prisma gegenüberstehenden Innenwand des Gehäuses *G* das Kammrad *k r*, Fig. 55, welches die kleine Rolle *rl* Fig. 58 trägt. Ueber diese Rolle wird ein Seidenfaden *fd* geschlungen, neben den Wasserleitungsschläuchen, dem Leitungs- und Spanndraht durch das ganze Schlundrohr und durch die gebogenen Röhrchen *b b* (Fig. 57) geführt und an zwei, von einander abstehenden Punkten der Rolle *Rl* befestigt, deren Entfernung von dem Rohrstück *ot* (Fig. 52) durch die Spiralfeder *i* regulirt wird. Mittelst der Rolle *Rl* und des Fadens *fd* kann die kleine Rolle *rl* Fig. 58 gedreht werden, welche Bewegung durch das Kamm- und Stirnrad auf das System Fig. 56 übertragen wird. Damit durch das Anziehen der Fadenende diese Bewegung ausgelöst werden kann, beziehungsweise um den Faden *fd* stets mit Reibung um die Rolle *rl* verschieben zu können, wird der ganze Faden durch die Spiralfeder *i* stets gespannt. Die Drehung des Systems um eine verticale Achse wird einerseits zu dem Zwecke ausgeführt, um nicht nur ein sich eben präsentirendes Bild einer beschränkten Stelle der inneren Magenwand zu betrachten, sondern um durch die besprochene Rotation während des Einblickens nach und nach den grössten Theil der inneren Magenwand, besonders alle seitlichen vorderen und tiefer gelegenen Partien derselben wie beim Kystoskop zur Ansicht zu bringen, andererseits aber auch um beim Einführen des Instrumentes das Prisma vor Beschmutzung durch Bergung desselben hinter die Mantelfläche des Gehäuses *G* zu schützen.

Fig. 56.

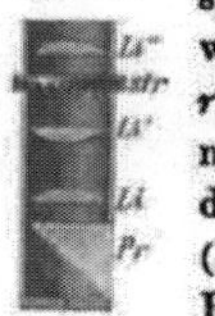

Fig. 57.

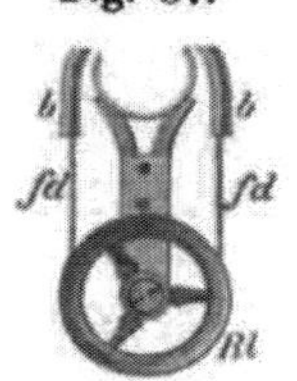

Fig. 58.

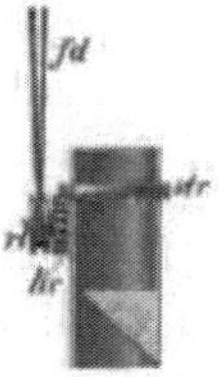

Weil zu dieser Drehung durch die beiden Rollen ein Faden ohne Ende wegen des engen Raumes, durch den derselbe gleiten müsste, nicht verwendet werden kann, so sind die Enden hiebei, wie schon erwähnt, an die grosse Rolle *Rl* befestigt, wodurch die Drehung des Systems respective Prismas, je nach der zu speculirenden Stelle rechts oder links geschehen muss.

Fig. 59.

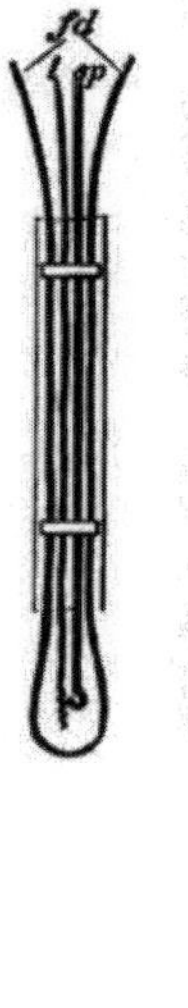

Die Linsen *Li*, *Li'*, *Li''* des Systemes Fig. 56 ergänzen sich mit der im Trichter befindlichen Loupe zu dem bereits früher näher besprochenen fernrohrartigen, optischen Instrumente, wobei die Linsen Fig. 56 das Objectiv, dagegen die Loupe das Ocular bilden; diese Vorrichtung dient, wie bekannt, zum Uebersehen eines grossen Gesichtsfeldes. Will man jedoch ein kleineres Gesichtsfeld im vergrösserten Massstabe betrachten, so kann man die Objectiv-Linsen entfernen oder andere dafür einsetzen.

Die Einstellung geschieht durch Verschiebung der Loupe mittelst der an dem Trichter befindlichen Schraube *y*. Damit die zur Drehung des Systems bestimmten Seidenfäden *fd* sich nicht verwickeln, sind dieselben seitlich vom Leitungs- und Spanndrahte in der bereits beim Oesophagoskop besprochenen Weise an ein Metallband (Fig. 59) befestigt. Da das Gastroskop lediglich zu Untersuchungen im Magen bestimmt ist, wurde es nicht seiner ganzen Länge nach aufgeschlitzt, was vorerst überflüssig, anderseits unzweckmässig gewesen wäre, da bei der Gastroskopie der Magen durch irgend ein durchsichtiges Medium, eventuell Kohlensäure ausgedehnt werden muss, in welchem Falle ein langer Schlitz ein Entweichen dieses Mediums herbeiführen würde. Das Gastroskop wird im relaxirten Zustande wie eine Schlundsonde eingeführt und erst hernach die Leitungshülse nachgeschoben. Die Einführung kann aber auch in der Weise stattfinden, dass das Schlundrohr, so weit es geht, in die Hülse zurückgezogen, auf die vorher besprochene Weise eingeführt, die Leithülse über dem Kehldeckel an der Handhabe fixirt, und hierauf das Schlundrohr von seinem oberen Ende entsprechend tiefer eingeschoben wird. Die ganze Einrichtung der Verschiebung trägt einerseits den differenten Längen der Speiseröhren bei verschiedenen Individuen Rechnung, und ist der Schlitz daher blos 12 Ctm. lang durchgeführt, was den extremsten Längen der Speiseröhren von 44 und 32 Ctm. entspricht; anderseits ermöglicht sie die richtige Einstellung verschieden tiefer Partien des Magens. Die Lichtquelle kann bei diesem Instrumente statt aus einem schlingenförmigen Platindrahte aus einem in einer Spange ausgespannten gewundenen Platinstreifen, wie aus Fig. 60 ersichtlich, bestehen, welche in das Gehäuse eingeschraubt wird; *a* ist der Platindraht, welcher in die Spange *b* so eingelagert wird, dass das Ende *c* isolirt, und das andere Ende *d* leitend mit derselben verbunden ist.

Fig. 61.

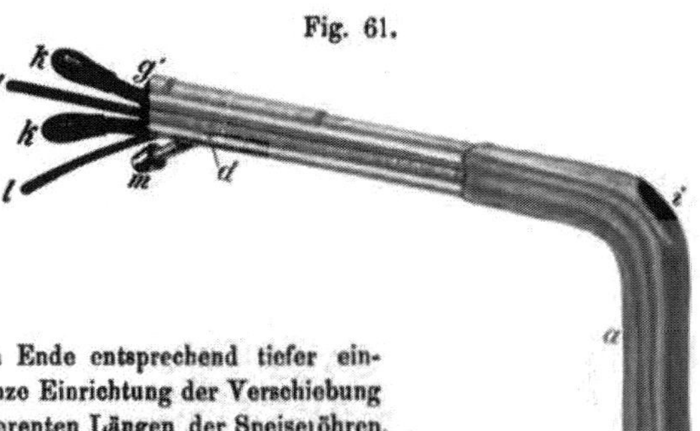

Fig. 60.

Fig. 62.

Fig. 63.

Das vierte, von Dr. Nitze angegebene Instrument war dazu bestimmt, zur Besichtigung des Mageninnern zu dienen; Dr. Nitze gab diesem Instrumente daher auch den Namen Gastroskop.

Dieses Original-Instrument Dr. Nitze's bestand aus einem stumpfwinklig abgebogenen Metallrohre, das in Fig. 61 von *g'* bis *g* reichte; an diesem Metallrohre wurde eine allseitig flexible Metallspirale (von *a* bis *g* reichend) angebracht; seitlich an dieser Vorrichtung wurden zwei, vorne an Metallröhren befestigte Kautschukschläuche *c* für die Wasserleitung, die in die Oliven *k k* übergingen, der mittelst Seide isolirte Leitungsdraht *d*, sowie ein zum Aufblasen des Magens dienen sollendes Röhrchen *m* angebracht. An dem unteren Ende dieser so armirten Drahtspirale *a* war ein Rohrstück *h* Fig. 62 mit einem seitlichen cylindrischen Ausschnitte *g* angesetzt, dieses Rohrstück *h* nahm die Wasserleitungsschläuche und den isolirten Leitdraht auf und ging in das Kühlhaus *b* über, in welchem der Platindraht *e* ausgespannt war. Ueber dieses Kühlhaus wurde die Elfenbeinkapsel *f* Fig. 63 aufgeschraubt; diese besass ein der Lichtquelle entsprechend angebrachtes Fenster, das durch ein Glimmerblättchen abgeschlossen war. Bei *g* war ein geneigter und bei *i* ein diesem paralleler Planspiegel zur Projection der zu beobachtenden Bilder eingesetzt. Der Spiegel *g* war durch ein Glasröhrchen, jener bei *i* durch den, das ganze Instrument theilweise überziehenden Gummischlauch gedeckt.

Dr. Nitze, dessen Constructionen durch dieses vierte Instrument abgeschlossen sind, kann ebensowenig als sonst Jemand dafür halten, dass dieses von ihm selbst als absolut unbrauchbar erklärte Instrument mir bei der Construction meines Oesophagoskops beziehungsweise Gastroskops, als Modell gedient habe.

Ich glaube hiebei jeder Kritik dieses Instrumentes durch die Vorführung desselben in naturgetreuer Abbildung, sowie durch die Selbstkritik Dr. Nitze's überhoben zu sein, denn durch eine allseitig flexible, auf keine Weise gerade streckbare Metallspirale wird es wol Niemandem einfallen den Magen untersuchen zu wollen; überdies sollte eine Länge des Magenrohres für alle Speisröhrenlängen ausreichen. Wäre es überhaupt möglich gewesen, auch nur etwas selbst im freien Raum durch dieses Instrument zu sehen, so hätte im günstigsten Falle nur ein und dieselbe beschränkte Partie zur Untersuchung kommen können.

Otoskop.

Zur Untersuchung des Gehörorganes vom äusseren Gehörgange aus dient das in Fig. 64 dargestellte Instrument, welches im Wesentlichen analog dem Urethroskop construirt ist.

Fig. 64. Fig. 65.

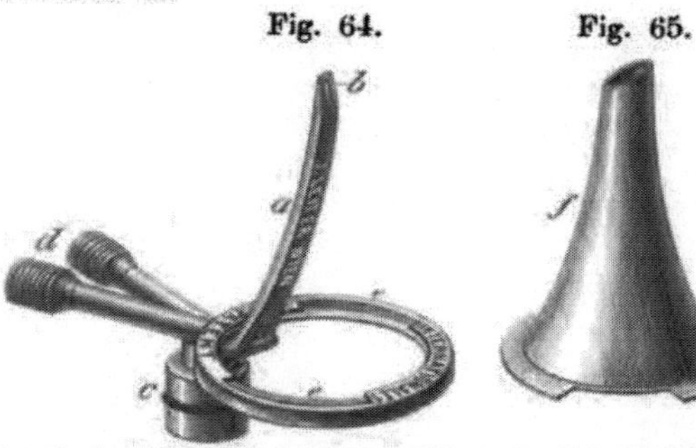

Der Theil *a* dient zur Wasserleitung und zur Anbringung der Lichtquelle *b*. Die Verbindung der Strom- und Wasserleitung geschieht an *c* und *d*. In den Ring *e* wird der Trichter Fig. 65 durch Verreibung befestigt, auf welche Art Trichter von verschiedener Dimension angebracht werden können. Obwohl zu diesem Zwecke das durch ein kurzes konisches Rohr reflectirte Licht ausreichend erscheint, so könnte doch zu Operationen und zur Demonstration mitunter diese Art Beleuchtung von Vortheil sein.

Durch die Beschreibung des Bruck'schen Diaphanoskops, Fig. 1 und 2, ist das Wesen der elektro-endoskopischen Untersuchungsmethode bei Anwendung des Glühlichtes dargelegt worden.

An jedem der abgebildeten und beschriebenen Instrumente wurden allemal die drei Hauptsachen: Platindraht, elektrische und Wasserleitung genau hervorgehoben.

Der erstere musste je nach den Dimensionen und dem Zwecke der Instrumente in der stets genau angegebenen Weise verschiedentlich eingeschaltet werden; für die zwei Leitungen befinden sich die immer gleich bleibenden Ansätze an jedem Instrumente, nämlich zwei durch eine isolirende Schichte von einander getrennte Metallringe zum Anklemmen der Leitzange, und zwei mit Gewinden versehene Metallröhrchen, an welche mittelst Holländern die Wasserleitungsschläuche befestigt werden.

Zur Herstellung des Contactes der beiden Pole der elektrischen Batterie mit den isolirten Leitungen der Instrumente dient eine mehrfach erwähnte Leitzange, die aus zwei Paar von einander isolirten federnden Backen zum Umklemmen der vorher besprochenen isolirten Metallringe der Instrumente besteht. Jedes Backenpaar ist zur Erzielung eines unter allen Verhältnissen stets sicheren Contactes für sich, unabhängig vom anderen, federnd eingerichtet.

Je eines der Griffenden dieser doppelten Leitzange steht mit einem Polende des flexiblen Leitungsdrahtes derart in metallischer Verbindung, dass die Drahtenden in die bezüglichen Oesen der Handgriffe der Leitzange eingelöthet sind, so dass die Leitungszange und die Leitungsschnüre ein Ganzes darstellen. Die freien Enden dieser doppelten Leitungsschnüre werden mit den Polen einer, zu dauernder Glühwirkung tauglichen galvanischen Batterie verbunden.

Ehe ich jedoch zur Beschreibung dieser Batterie schreite, schicke ich die Besprechung der Wasserleitung und des Stromregulators mit der Darstellung, wie selbe und die Batterie mit den Instrumenten verbunden werden, voraus.

Diese beiden Vorrichtungen, von denen die

Wasserleitung

mit die Hauptsache der ganzen Untersuchungsmethode bildet, die **Stromregulation** als Beigabe zur Batterie hingestellt werden kann, erforderten durchaus keine geringere Aufmerksamkeit und mindere Präcision der Ausführung als die zur Untersuchung dienenden Instrumente selbst.

Denn nur an der plumpen, ungeschickten und mangelhaften Ausführung der Wasserleitung war es gelegen, dass man seit **Bruck** die Wasserleitung als einen Ballast willig verliess, ja unter solchen Umständen es sogar **Trouvé** als ein Verdienst anrechnete, dass er eine mechanische Schwierigkeit, deren Lösung er nicht gewachsen war, einfach überging, und statt vorwärts zu kommen, in der ganzen Angelegenheit einen Rückschritt angebahnt hat.

In der von mir durchgeführten Weise ist die Wasserleitung, wie aus dem Nachfolgenden leicht ersichtlich, nicht nur kein Ballast, sondern im Gegentheile, eine von Jedermann leicht zu handhabende und in ihrer Wirkung stets zuverlässige Vorrichtung.

Die Wasserleitungskanäle in den einzelnen Instrumenten sind bekanntlich dünne Röhrchen, ausserdem muss das Wasser mehrfach abgebogene Bahnen durchlaufen; um dies zu vermögen, muss dasselbe unter hohem Drucke in die Instrumente eingeleitet werden. Bekanntlich wird dieser Druck ohne Zuhilfenahme complicirter Vorrichtungen nach elementaren hydrostatischen Gesetzen, wie bei jeder Irrigationskanne durch eine entsprechend hohe Aufstellung des Wassergefässes erzielt. Da nicht überall ein entsprechend hoher Kasten oder passend angebrachter Haken an der Decke zur Befestigung vorausgesetzt werden konnte, überdies die Wasserleitung an sich eine verlässliche und sichere Fixirung des Wassergefässes erforderlich macht, wurde zum Aufhängen derselben ein einfaches, leicht transportables Gestell hergestellt, das allezeit und in jedem Raume ohne vorausgegangene Vorbereitung oder irgend welche Beschädigung leicht und sicher aufgestellt werden kann. Ein zweites Gefäss zum Auffangen des aus dem Instrumente ausfliessenden Wassers ist an der Batterie suspendirt, da ein einfaches Niederstellen desselben aus manchen Gründen umgangen werden musste: erstlich würde das Gefäss durch die Untersuchenden unwillkürlich mit den Füssen verrückt werden und das ausfliessende Wasser auf den Boden träufeln, andererseits dient das Geräusch des ausfliessenden Wassers zur Controle der Circulation desselben, und man erzielt erfahrungsgemäss in einem freihängenden Gefässe ein höheres, somit ein leichter wahrnehmbares Geräusch, als in einem unterstützten. Neben der Wasserleitung erheischt indess auch die

Regulirung der Stromleitung

eine besondere Berücksichtigung.

Erwägt man, dass die Länge und Dicke des isolirten Leitungsdrahtes in den einzelnen Instrumenten eine verschiedene ist, dass hiedurch, sowie durch die verschiedenen Längen- und Dicken-Dimensionen des zu erglühenden Platindrahtes variable Widerstände eingeschaltet werden, dass ferner die Stromintensität der Batterie selbst, je nach deren Instandhaltung, Gebrauchsdauer etc. etc. eine differente ist, so ergiebt sich hieraus die Nothwendigkeit eines Stromregulators (Rheostat).

Aus Bequemlichkeitsrücksichten wurde die elektrische und Wasserleitung, sowie der Rheostat an einer Stelle centralisirt, woher die beiden Wasserleitungsschläuche und die elektrische Leitung zur leichteren Handhabung des Instrumentes lose mit einander verbunden ausgehen.

Nach diesen einleitenden Worten schreite ich zur Besprechung der einzelnen Theile der ganzen Einrichtung. In Figur 66 ist ein completer Apparat, einfacherer Construction, wie zum Gebrauche, ohne Einschaltung eines Instrumentes dargestellt.

Das Stativ *St* besteht aus zwei Holzstäben, deren jeder aus drei ineinanderschiebbaren Theilen zusammengesetzt ist, und welche oben durch ein Querstück und unten durch einen Haken verbunden sind. Die unteren Enden dieser Stäbe sind mit scharfen Stahlspitzen versehen, wogegen das obere Querstück zwei horizontale Stützen trägt, mit welchen das ganze Stativ leiterähnlich an die Wand gelehnt wird, während die Stahlspitzen ein Ausgleiten der unteren Enden verhindern.

An das obere Querstück des Statives ist vermittelst der Rollen *Rl* die Wasserkanne *K* beweglich und mittelst einer Schnur, die an den Haken *l* sich einhängen lässt, fixirbar. Aus der Kanne *K* fliesst das Wasser durch einen Kautschukschlauch auf dem, im Verlaufe näher zu beschreibenden Wege zum Instrumente. Der Stand des Wassers in der Kanne wird durch den Indicator *o* eines Schwimmers angezeigt.

Der Rheostat *R* besteht aus einem emaillirten Metallrohre, um welches ein im Querschnitt quadratischer Neusilberdraht von dreierlei Dicken-Dimensionen von 250 Ctm. Länge spiralförmig gewunden ist. Weil aber erfahrungsgemäss ein Neusilberdraht wegen seines grossen Widerstandes durch den elektrischen Strom bald nicht unerheblich erwärmt wird, welcher Umstand einerseits bei zufälliger Berührung des Rheostaten eine unliebsame und unerwünschte Wärmewirkung äussern würde, anderseits hiedurch auch der Widerstand in der elektrischen Leitung rasch bedeutend steigt, welche Abschwächung des Stromes sich theils schwer controliren lässt, theils eine Verminderung der Glühwirkung bedingen würde, ist die Einrichtung getroffen, dass das aus der Kanne *K* strömende Wasser, vorerst durch den Rheostaten fliesst und dann erst durch das horizontale Rohrstück *c* in den Schlauch *s* gelangt.

Die elektrische Leitung ist derartig eingerichtet, dass der eine Pol der Batterie *Bt* vom Rheostaten isolirt durch die Klemmen *a* und *a'* mit der beschriebenen Leitzange *z* verbunden ist. Der andere Pol steht mit der Leitzange *Z* in Verbindung, welche den Contact mit einem beliebig langen Stücke des Neusilberdrahtes vermittelt, dessen unteres Ende an die Klemmschraube *b* und die Leitzange *z'* verbunden ist.

Um entsprechende Widerstände einschalten zu können, ist der Draht des Rheostaten in seinem unteren Drittel dicker und in seinem oberen Drittel am dünnsten. Das Verhältnis des Querschnittes der drei Abschnitte ist von unten angefangen im untersten Drittel = 2, im mittleren = $1^1/_2$, im oberen = 1 mm.

Damit nicht durch verunreinigtes Wasser die Canäle in den Instrumenten verlegt werden, befindet sich zwischen dem Rheostaten und dem Hahne *h* ein Haarsieb. Dieser Hahn kann bei *i* eventuell vom Rheostaten getrennt und das Sieb gereinigt werden.

Fig. 66.

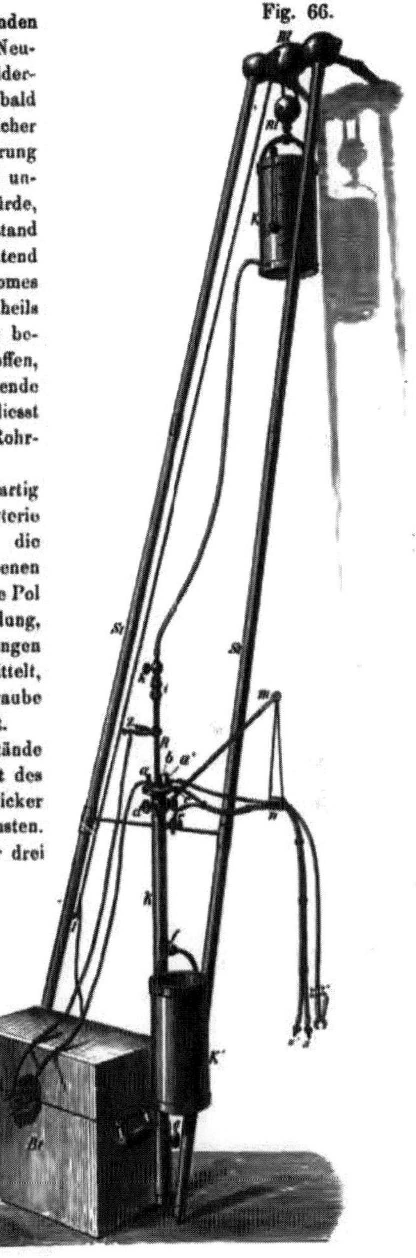

Fig. 67.

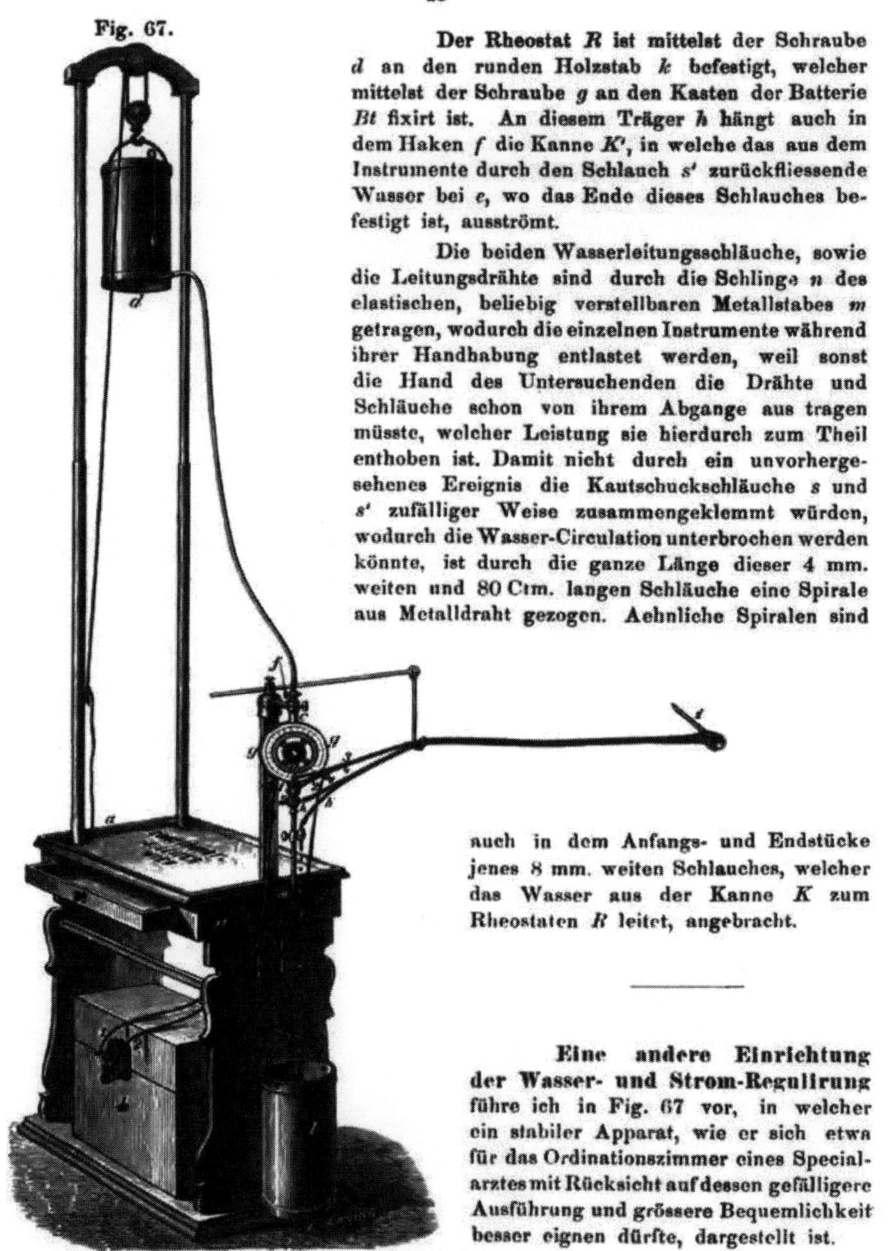

Der Rheostat *R* ist mittelst der Schraube *d* an den runden Holzstab *k* befestigt, welcher mittelst der Schraube *g* an den Kasten der Batterie *Bt* fixirt ist. An diesem Träger *h* hängt auch in dem Haken *f* die Kanne *K'*, in welche das aus dem Instrumente durch den Schlauch *s'* zurückfliessende Wasser bei *e*, wo das Ende dieses Schlauches befestigt ist, ausströmt.

Die beiden Wasserleitungsschläuche, sowie die Leitungsdrähte sind durch die Schlinge *n* des elastischen, beliebig verstellbaren Metallstabes *m* getragen, wodurch die einzelnen Instrumente während ihrer Handhabung entlastet werden, weil sonst die Hand des Untersuchenden die Drähte und Schläuche schon von ihrem Abgange aus tragen müsste, welcher Leistung sie hierdurch zum Theil enthoben ist. Damit nicht durch ein unvorhergesehenes Ereignis die Kautschuckschläuche *s* und *s'* zufälliger Weise zusammengeklemmt würden, wodurch die Wasser-Circulation unterbrochen werden könnte, ist durch die ganze Länge dieser 4 mm. weiten und 80 Ctm. langen Schläuche eine Spirale aus Metalldraht gezogen. Aehnliche Spiralen sind auch in dem Anfangs- und Endstücke jenes 8 mm. weiten Schlauches, welcher das Wasser aus der Kanne *K* zum Rheostaten *R* leitet, angebracht.

Eine andere Einrichtung der Wasser- und Strom-Regulirung führe ich in Fig. 67 vor, in welcher ein stabiler Apparat, wie er sich etwa für das Ordinationszimmer eines Specialarztes mit Rücksicht auf dessen gefälligere Ausführung und grössere Bequemlichkeit besser eignen dürfte, dargestellt ist.

Die gefälligere und bequemere Ausführung dieser Einrichtung besteht darin, dass hiebei an ein solid ausgeführtes Tischgestelle *a* (von 90 Ctm. Höhe und einer 75 Ctm. betragenden Länge und 40 Ctm. messenden Breite der Platte) die beiden verschiebbaren Träger befestigt sind, an deren Verbindungsstück die Rolle mit der Kanne *d* angebracht wird. Die Fussplatte dieses auf Rollfüssen verschiebbaren Tisches dient zur Unterbringung der Batterie *b*, deren beide Poldrähte 1 und 2 durch zwei seitliche Schlitze des Tischstatives *a* zum Rheostaten *g g*, beziehungsweise zu der Leitzange geführt werden. Eine Lade dieses Tischchens dient zur Aufbewahrung der elektro-endoskopischen Instrumente. Ausserdem ist an diesem Tischchen die Kanne *l* zum Auffangen des ausfliessenden Wassers angehängt, sowie ein verstellbarer Träger für den kreisförmigen Rheostaten *g g* angebracht. An diesem Träger ist überdies noch ein elastischer Hälter zur Stütze der in einen Strang vereinigten Leitdrähte und Wasserschläuche befestigt.

Fig. 68.

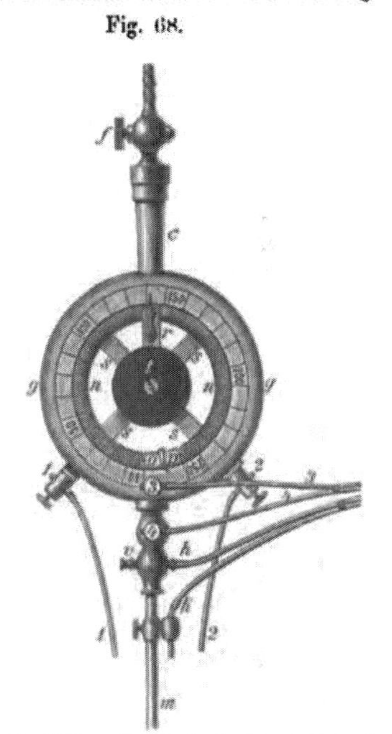

Die Einrichtung dieses Rheostaten, sowie die Art und Weise seiner Einschaltung in die Strom- und Wasser-Leitung ist aus den beiden Figuren 67 und 68 ersichtlich.

Fig. 68 zeigt in der Frontalansicht dieses Apparates den Hohlring *g g*, welcher durch das Ansatzrohr *c* und den mittelst eines Sperr-Hahnes *f* abschliessbaren Gummischlauch mit der Irrigationskanne *d* Fig. 67 in Verbindung gesetzt ist.

Das durch diesen Hohlring fliessende Wasser wird durch den unteren Ansatz *h* abgeleitet und von da mittelst des Gummischlauches in das eingeschaltete Instrument *i* geführt, woher es durch den zweiten, mit diesem Instrumente verbundenen Schlauch in die am Tische eingehangene Kanne *l*, sobald das Schlauchende *k* in den stellbaren Ring eingehangen wird, abfliessen kann. Um zu verhindern, dass keinerlei, die Canäle des Instrumentes verlegenden festen Bestandtheile mit dem Wasser in das Instrument eingeführt würden, ist in dem Ansatze *c* ein Doppelsieb abschraubbar angebracht.

So einfach das Wasser von der Kanne durch den Ring und durch das Instrument geleitet werden kann, ebenso einfach ist die Einschaltung des Instrumentes und des Rheostaten in die Stromleitung. Die Einrichtung des Rheostaten erhellt aus Folgendem: In dem Hohlringe *g g* Fig. 68 ist eine emaillirte Hohlrinne, zur isolirten Einlagerung des 250 Ctm. langen, spiralförmig zusammengerollten Neusilberdrahtes *n n* von der im Apparat, Fig. 66 beschriebenen Form, eingesetzt. Das dickere Ende desselben ist an ein cylindrisches Metallstück *o* gelöthet, welches mit der Klemmschraube 3 leitend verbunden ist, welch' letztere isolirt an den Ring *g* befestigt wird; an das dünnere Ende ist ein cylindrisches, mit einem Ansatze versehenes Stück Elfenbein *p* angebracht, welches mit dem Metallstück *o* zusammenhängt. Die Neusilberspirale, deren beide Enden von einander isolirt sind, bildet so einen Ring.

Dieser Neusilberdraht kann durch eine federnde Zange *r*, die diese Neusilberdrahtspirale zum Theile umklammert, in die elektrische Leitung eingeschaltet werden. Diese Zange ist an eine, durch die Scheibe *t* drehbare Achse, leitend mit dem Kreuzstück *s s s s* und der Klemme 1 verbunden, welches Kreuzstück durch Elfenbeinzwischenlagen an der Rückseite des Hohlringes *g g* isolirt angeschraubt ist. In Fig. 69 ist diese Zange *r'* mit der Drehscheibe *t'* von der Seite so dargestellt, wie sie die Spirale *n'* umklammert.

Durch Drehung dieser Zange *r* mittelst der Scheibe *t* kann je nach Bedarf ein beliebig langes Stück Neusilberdraht eingeschaltet, oder auch die directe Verbindung, sobald die Zange das Metallstück *o* umklammert, hergestellt werden; durch Drehung der Zange auf das Elfenbeinstück *p*, wird der Draht ausgeschaltet und dadurch der Strom gänzlich unterbrochen. An dieser Zange ist ein Zeiger angebracht, welcher die Länge des in die Leitung eingeschalteten Neusilberdrahtes an der auf den Ring *g g*, von 10 zu 10 Ctm. eingravirten Eintheilung angiebt.

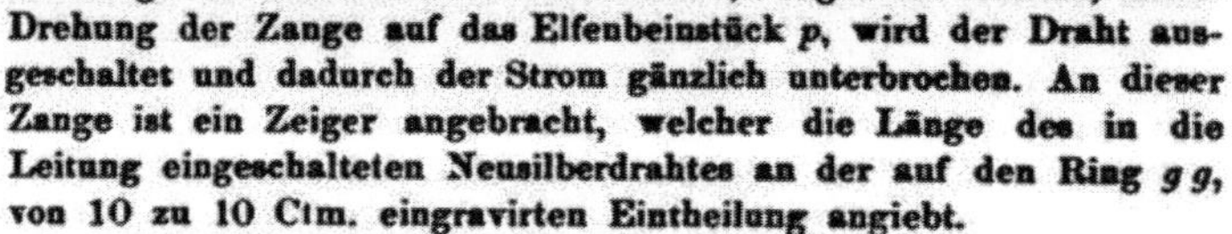

Fig. 69.

Während der eine Pol der Batterie durch den Leitdraht 1 mit der Leitzange in metallischer Verbindung steht, wird der andere Pol durch den Leitdraht 2 an die Klemme 2 und mittelst dieser an den Hohlring *g g* geleitet. Der Neusilberdraht steht des weiteren mit der isolirten Klemme 3 in Verbindung, während der andere Batteriepol durch das Gehäuse *g g* an die Klemme 4 geleitet wird.

In die Klemmen 3 und 4 sind die dünnen flexiblen, mit der Leitzange verbundenen, und von einander durch Seiden- und Kautschukumhüllung isolirten Leitungsdrähte 3 und 4 eingezwängt. Durch Anklemmen der Leitzange an das Instrument *i* wird, wie schon früher erwähnt, die stromleitende Verbindung hergestellt. Durch Abziehen der Zange vom Instrumente kann die Leitung momentan unterbrochen werden.

Der elektrische Strom nimmt in der, in Fig. 68 abgebildeten Stellung des Indicators folgenden Weg durch den Rheostat: Der eine Pol der Batterie steht wie erwähnt, mit der Klemme 1 in Verbindung, von hier tritt der Strom durch das Metallkreuz *s* und die Zange *r* in den Neusilberdraht, welchen es bei *o* verläset, um durch die Klemme 3 an die eine Backe der Leitzange für das eingeschaltete Instrument zu treten; nachdem derselbe den Platindraht durchflossen, gelangt er durch die zweite Backe der Leitzange in den Leitungsdraht 4, von da in die Klemmschraube 4 durch diese und das Metallgehäuse *g* auf kürzestem Wege in die Klemme 2 und durch den Poldraht 2 zurück zur Batterie. Durch die Einlagerung des Rheostatendrahtes in den Hohlring wird auch hiebei, wie es bei dem früheren Apparate beschrieben wurde, dieser Draht vermittelst des durch den Rheostaten strömenden Wassers abgekühlt.

So complicirt als vielleicht die Einrichtung dieses Rheostaten auch dem nergelnden Kritiker erscheinen möchte, so einfach gestaltet sich die Handhabung desselben, und ist Alles daran mit Vorbedacht und zweckentsprechend in der besprochenen Weise ausgeführt worden: Die Klemmschrauben wurden, theils um dem ganzen Apparate ein symmetrisches Aussehen zu geben, hauptsächlich aber deshalb

Fig. 70.

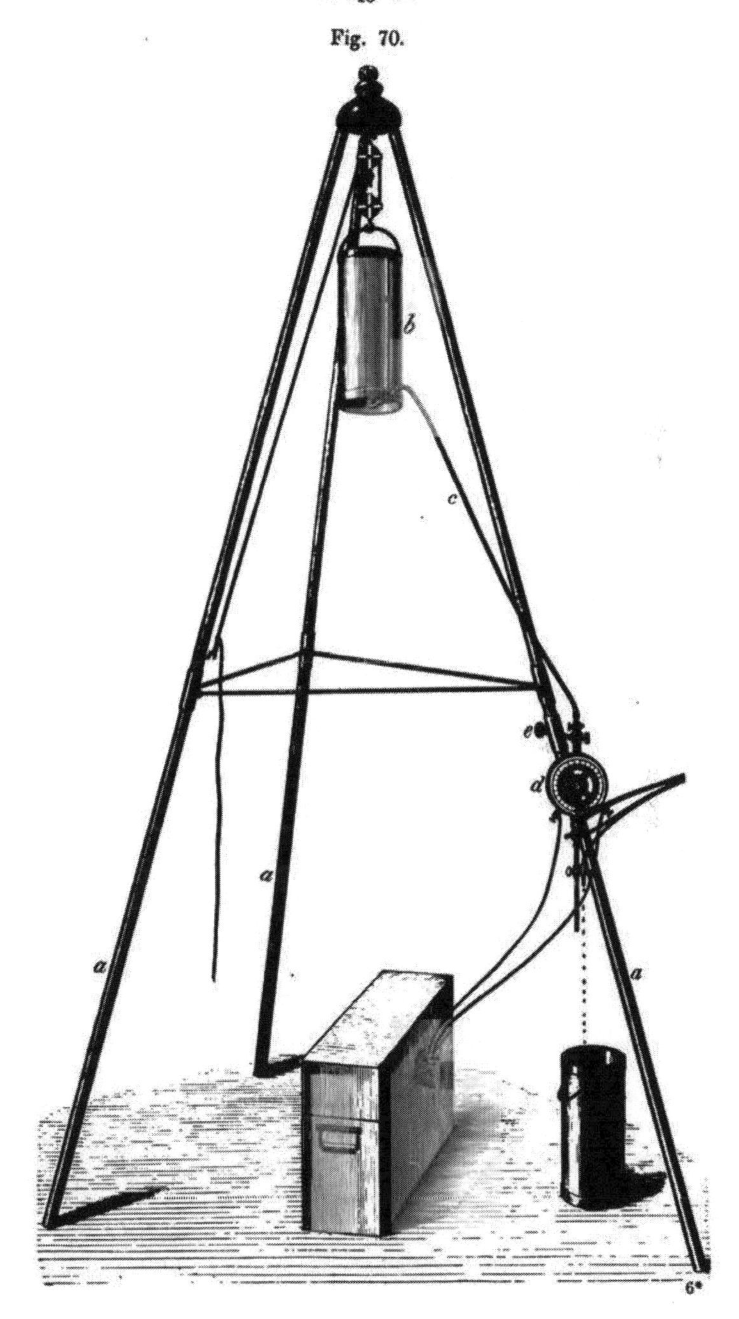

so vielfach angebracht, um die Leitungsdrähte und Wasserleitungsschläuche horizontal ohne Knickung zu den Instrumenten leiten zu können; überdies musste der Apparat in der Weise eingerichtet werden, dass er die Einschaltung der Strom- und Wasserleitung, sowohl rechts als wie auch links, ohne eine Knickung zu bedingen, gestattet. Zu diesem Zwecke ist die Einrichtung getroffen, dass das aus dem Rheostatengehäuse austretende Wasser sowohl bei *h* als auch bei *v* zum Instrumente gelangen kann; eine von diesen beiden Ansatzröhren (in der Fig. *v*) ist stets mit einer Kapsel verschlossen. Auch kann die Hülse, in welcher der Abflussschlauch *k* steckt, um den Metallstab *m* beliebig gewendet und verstellt werden.

Die Fig. 67 zeigt überdies einen complet zusammengestellten Apparat in Thätigkeit, wobei, wie ersichtlich, ein Urethroskop in die elektrische und Wasser-Leitung eingeschaltet erscheint.

Zum Schlusse sei von den mannigfachen Modificationen der Einrichtung der Wasser- und Strom-Regulirung noch ein **eigens transportabel eingerichteter Apparat** in Fig. 70 vorgeführt.

An dem aus drei Holzstäben *a a a*, deren jeder in zwei Theile zerlegbar ist, gebildeten Gestelle wird die Wasserkanne *b*, wie vorher beschrieben, angebracht. Durch den Gummischlauch *c* gelangt das Wasser in den so eben beschriebenen Rheostat *d*, der mittelst eines Ringes *e* auf dem Stabe *a* verschiebbar eingerichtet ist; dieser Rheostat ist in der erwähnten Weise in die elektrische und Wasserleitung eingeschaltet.

Fig. 71.

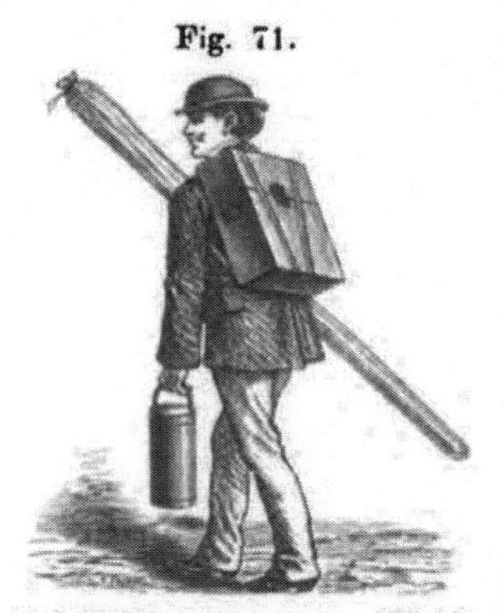

Zu diesem dreibeinigen Gestelle können die beiden Wasserkannen, der Rheostat und die Batterie, sowie alle Leitungsschnüre und Schläuche, von dem früher beschriebenen Tischgestelle verwendet werden. Fig. 71 stellt die Art der Transportirung sämmtlicher in Fig. 67 vorgeführten Apparate dar.

Dass einer dieser besprochenen Rheostaten auch für die Regulirung der Glühwirkung bei den zu galvanokaustischen Operationen dienenden Instrumenten von grossem Werthe ist, brauche ich nicht weiter zu erwähnen und bemerke nur noch, dass hiezu die Wasserdurchleitung durch das Rheostatgehäuse entfallen kann, und dass derselbe beim Gebrauche auf den Batteriekasten oder auf den Fussboden gelegt werden kann.

Die Batterie.

Der galvanische Strom wird in zweifacher Weise in der Heilkunde verwendet, wofür die Bezeichnungen der älteren Physik: Quantitäts- und Intensitäts-Strom sich in den medicinischen Schriften eingebürgert haben. Obgleich diese beiden Hauptunterschiede in der Wirkungsweise des Batteriestromes lediglich in der Einschaltung geringerer oder grösserer Widerstände innerhalb oder ausserhalb der Batterie ihren Grund haben, und durch das Ohm'sche Gesetz bekanntlich hinreichend erklärt sind, seien der Kürze halber im Folgenden die Benennungen Quantität und Intensität beibehalten. Um ein öfter angeführtes Beispiel diesbezüglich zu wiederholen, ist die Wärmemenge eines Hektoliters Wasser von 20° C. bedeutend grösser (Quantität) als die eines Dekagrammes Wasser von 100° C. (Intensität); gerade so, wie die menschliche Hand durch die geringe Menge siedenden Wassers verbrüht würde, während die grosse Quantität des 20grädigen Wassers nicht merklich warm erscheint, kann man die Polenden einer sogenannten Quantitätsbatterie, die einen ziemlich dicken Draht momentan erglühen macht, unbesorgt anfassen, während die Endpole einer aus ganz kleinen Elementen bestehenden sogenannten Intensitätsbatterie eine fühlbare Zuckung und leichtes Brennen, sowie Röthung der Haut verursachen.

Nur wenige elektrische Batterien gestatten durch zweckmässige Einschaltung der Elemente entweder neben einander oder nach einander die Verwendung einer und derselben Batterie sowohl für Quantitäts-, als auch für Intensitätsströme; immerhin ist jedoch eine solche Batterie für den einen oder den anderen Zweck minder entsprechend, und nur für sehr kurz währende Thätigkeit zu gebrauchen, oder wie in hundert anderen ähnlichen Fällen für keinen der beiden Zwecke vollkommen geeignet.

Die Intensitätsströme werden, wie bekannt, zu medicinischen Zwecken (Elektrotherapie) verwendet; hiezu nimmt man gemeiniglich eine aus vielen kleinen Elementen mit grossem inneren Widerstande versehene Batterie.

Die Quantitätsströme werden hingegen vorzugsweise in der Chirurgie (Galvanokaustik sowie Elektrolyse), und zur Ingangsetzung von Inductionsapparaten benützt. Hiezu nimmt man jedoch eine Batterie von wenigen, aber grossplattigen Elementen mit geringem inneren Widerstande. In beiden Fällen werden mit Recht die constant wirkenden Batterien den inconstanten (mit blos einem flüssigen Zwischenleiter) unbedingt vorgezogen.

Diese wenigen einleitenden Worte konnten, obgleich sie Jedermann bekannt sind, dennoch nicht unterbleiben, da es gerade staunenerregend ist, mit welcher Beharrlichkeit diese, so oft, in so vielen klassischen Werken bis auf das Genaueste präcisirten Verhältnisse confundirt werden.

Schon in den Schriften Middeldorpf's und neuestens in dem klassischen Werke von Bruns sind die zu medicinischen oder chirurgischen Zwecken verwendbaren Batterien eingehend behandelt und auseinander gehalten worden.

. . . Um nur ein Beispiel in dieser Richtung zu erwähnen, wie gegen diese durchaus klaren Grundsätze absichtlich gefehlt wird, sei daran erinnert, dass die vor circa 15 Jahren von Frankreich aus angepriesene Chromkali-Batterie schon dazumal zu galvanokaustischen Zwecken als unbrauchbar hingestellt und verlassen wurde, da sie nur für eine sehr kurze Zeit wirksam, in der Stromstärke bald bis zum gänzlichen Erlöschen jeder Wirkung sinkt. Und dennoch musste vor wenigen Jahren die bereits als abgethan anzusehende Discussion über diesen Gegenstand ganz vom Neuen aufgenommen werden; es kam wieder die Grennet'sche Batterie aus Frankreich zu uns, und gleichsam, als ob über diesen Gegenstand noch nie gesprochen worden wäre, versuchen dermalen in Deutschland Berufene und Unberufene diese Batterie durch Aenderung ihrer äusseren Form zu dem tauglich zu machen, wozu dieselbe indess, ihrem inneren Wesen gemäss, schon von vorne herein absolut ungeeignet ist.

Dass mitunter auch cardinale Missverständnisse unterlaufen, beweist z. B. der Lärm, der eben mit der Planté'schen Batterie zumeist von Solchen, die dieselbe gar nicht kennen, geschlagen wird; geradezu frappirend ist es indess, dass selbst von Personen, die sich ihres Zieles bewusst sein sollten, „eventuell die Planté'sche Batterie" für lang andauernde und ununterbrochene Glühwirkungen empfohlen wird.

Nun aber ist die Planté'sche Batterie lediglich ein Elektricitäts-Reservoir, was man in der Wissenschaft einen Condensator nennt, und durchaus nicht vergleichbar mit irgend einer anderen Elektricität producirenden Batterie.

Die sogenannte Planté'sche Batterie ist dazu geeignet, die Wirkung einer anderen Batterie auf einen kurzen Zeitraum zu concentriren, beispielsweise die lebendige Kraft einer Bunsenbatterie zu sammeln, und den Effect, den letztere z. B. durch eine halbe Stunde hervorbringen würde, für eine erhöhte, grössere, nach Sekunden zu messende Leistung auszunützen; überdies ist gewöhnlich an diesen Planté'schen Batterien ein Stromumschalter vorhanden, der es gestattet, die Batterie z. B. in der Einschaltung nach einander zu laden und durch eine Wendung des Commutators einen, für wenige Momente zu bedeutender Glühwirkung geeigneten Strom zu erhalten; andererseits kann diese Batterie in der Einschaltung neben einander geladen werden, und durch Wendung des Umschalters ein, wenige Augenblicke andauernder Strom von sehr bedeutender Spannung erhalten werden.

Diese Planté'sche Batterie hat einen unbestreitbaren Werth für den Physiker, der zum Zwecke physikalischer Experimente und Demonstrationen auf leichte Weise einen, wenige Augenblicke andauernden Strom von grosser Quantität oder grosser Intensität beliebig benützen kann, wobei es ihm ja sehr oft nur auf eine momentane Wirkung ankömmt. Diese Einrichtung lässt sich z. B. beim Minensprengen verwenden, wo man die Batterie in der Einschaltung nach einander gefahrlos ladet, und sodann durch eine Wendung des Umschalters einen Draht, der die Zündung bewirken soll, für die kurze Zeit, als hiezu erforderlich ist, weissglühend machen kann; für diese und andere ähnliche Zwecke ist die Planté'sche Batterie, aber wohlgemerkt, nur für eine sehr kurz dauernde Wirkung geeignet, da sie ja keine grössere Elektricitätsmenge verausgaben kann, als sie von der Ladungsbatterie aufgenommen hat.

Aus all' dem Gesagten dürfte somit die Dignität der „Piles secondaires de Planté" präcisirt sein; zu ärztlichen Zwecken sind sie ungeeignet.

Abgesehen von dem Allen müsste die Planté'sche Batterie schon von vorne herein als für medicinische Zwecke aus dem Grunde ungeeignet erklärt werden, da sie ja vorerst durch eine andere und dazu noch sehr kräftige Batterie geladen werden muss, wobei man ja eben so gut die zum Laden verwendete Batterie benützen könnte. Dieser Umweg liesse sich damit vergleichen, dass es z. B. irgend Jemandem einfallen könnte, eine bestimmte Arbeit mittelst Wasserkraft zu verrichten, derselbe jedoch eine Dampfmaschine dazu verwenden müsste, um das Wasser vorerst auf eine solche Höhe zu heben, dass es eine hinreichende Energie der Lage erhalte, was derselbe auf kürzerem Wege mittelst der Dampfmaschine selbst bezwecken könnte. Zu alledem ist die Planté'sche Batterie durchaus nicht, wie irriger Weise mitunter verlautet, eine sogenannte trockene Batterie, sondern wird auch mit einer Säure (diluirte Schwefelsäure) gefüllt, hat somit bei vielem Misslichen nicht einmal die Bequemlichkeit der Elimination einer Säure für sich.

Dass trotzdem Trouvé z. B. sich bewogen fühlte, die Planté'sche Batterie zu Glühwirkungen für sein sogenanntes Polyskop zu empfehlen, ist erklärlich; dass er sich aber so weit verstieg, dieser Batterie auch für die Galvanokaustik das Wort zu reden, das ist geradezu unbegreiflich.

Die Trouvé'sche Beleuchtungsmethode, der er verschiedene, schön und gelehrt klingende Benennungen gab, besteht ja bekanntlich darin, dass die Leuchtkraft eines elektrisch weissglühenden Platindrahtes in höchst primitiver, bereits in der Einleitung erwähnten Weise als Lichtquelle benützt wird; mit dieser Lichtquelle kann man allerdings auch in einige Körperhöhlen, so z. B. in die Mundhöhle und Scheide gelangen, aber selbst für diese Höhlen hat diese Methode das Missliche an sich, dass die so gebrauchten Instrumente sofort warm werden, und nach der kurzen Zeit von 20—25 Sekunden selbst aus so weiten Höhlen wegen der Verbrennungsgefahr sofort entfernt werden müssen, wenn nicht der Strom so lange unterbrochen wird, bis die Instrumente wieder abgekühlt sind, oder gerade so lange, wenn mit der Planté'schen Batterie gearbeitet wird, bis dieselbe wieder geladen ist.

Alle die Mängel hat wohl auch Trouvé eingesehen, und suchte denselben, wie er behauptet, nach Möglichkeit Rechnung zu tragen; aus diesem Grunde wählte er vorerst sehr dünne Platindrähte; diese produciren allerdings weniger Wärme, aber das scheint Trouvé vergessen zu haben, dass sie dann auch weniger leuchten. Begnügt sich schon Trouvé mit dem geringsten Lichteffecte, der für die von ihm gedachten Zwecke absolut unzureichend ist, so musste er doch zugeben, dass sich diese Instrumente dennoch erwärmen, wofür er den wohlgemeinten Rath ertheilt, dieselben höchstens 20 Sekunden erglühen zu lassen. Trouvé hat wohl das Innere von Kanonen und anderwärtige, eben so umempfindliche Hohlräume selbst vor gelehrten Gesellschaften beleuchtet; ja, er hat auch Instrumente gezeigt und gezeichnet, die zur Beleuchtung menschlicher Körperhöhlen dienen sollten, die aber in ihrer Wesenheit nichts anderes sind, als die allbekannten Middeldorpf'schen Griffe, an denen er kleine Spiegelchen, Schälchen und offen liegende Platinspiralen angebracht hat. Unbegreiflich muss es erscheinen, dass Trouvé es gewagt hat, von Instrumenten zur Untersuchung der Harnröhre, der Blase, ja sogar des Magens zu sprechen und zu schreiben, ohne je ein solches nach seiner Manier construirtes Instrument abgebildet, noch irgendwie näher besprochen zu haben.

Es ist geradezu erschreckend, dass die Mache eines Ingenieurs und Erfinders allerdings mancherlei elektrischer Apparate, nämlich Trouvé's, ein solches Aufsehen erregen konnte, dass selbst Fachleute auf diese Täuschung eingiengen, obwohl sie aus all' den Zeichnungen und Erklärungen auf den ersten Blick sich hätten klar werden müssen, dass sie es mit einem Laien zu thun haben, der von der medicinischen Instrumenten-Fabrikation eben so wenig verstand, als von dem Bedürfnisse eines Arztes.

Und dennoch waren es Fachleute, welche ihm die Priorität der elektrischen Beleuchtung der Körperhöhlen zum Zwecke der Untersuchung derselben vindicirt haben.

Nach dieser, durch die jüngsten Publicationen provocirten Abschweifung kehre ich wieder zur Besprechung der für unsere Zwecke tauglichen Batterie zurück. Hiebei handelt es sich dem Gesagten zu Folge, lediglich um eine constante sogenannte Quantitätsbatterie.

Es ist wohl von mehreren Seiten angeregt worden, eventuell auch eine entsprechend construirte Thermokette oder gar eine dynamische Maschine zu verwenden; beide Maschinen können jedoch, wegen ihres enormen Gewichtes, aus welchem Grunde sie schwer transportabel sind, keinerlei weitere Berücksichtigung finden. Ueberdies braucht man für die Thermokette Leuchtgas, für die dynamische Maschine einen Motor, wodurch beide Apparate absolut untransportabel werden, da man an jedem Orte wo dieselben verwendet werden sollten, vorerst für die Aufstellung einer Dampfmaschine eventuell Installation einer Gasleitung Sorge tragen müsste, oder falls man es vorzöge die dynamische Maschine durch Menschenkraft in Thätigkeit zu setzen, man sich für eine halbwegs länger dauernde Untersuchung einer grösseren Anzahl handfester Männer, die abwechselnd diese schwere Arbeit des Raddrehens verrichten, versichern müsste. Ausserdem ist der Anschaffungspreis solcher Apparate vier- bis achtmal so gross, als der einer geeigneten galvan. Batterie.

Zu all' dem verdankt sowohl die Thermokette als auch die dynamische Maschine blos der Neuerungssucht und dem leidigen Bestreben berühmt zu werden, ihre Anempfehlung zur Verwerthung für medicinische Zwecke; denn selbst für den Bequemsten und mitunter jede auch noch so geringe Arbeitsleistung Scheuenden, erwächst bei der Manipulation mit einer Thermokette oder einer dynamischen Maschine eine viel grössere, unliebsamere und lästigere Arbeit, als bei der Handhabung irgend einer galvanischen Batterie. Ist auch das auf Vereinfachung der Elektricitätsquelle abzielende Bestreben, soferne es sich nicht in Utopien verirrt, anerkennenswerth, so muss hingegen trotz der Hymnen über trockene Batterien und ähnliche wünschenswerthe Gegenstände, leider constatirt werden, dass eine halbwegs brauchbare und dauernd verwendbare Elektricitätsquelle, die gleich einer Uhr aufgezogen, nach Bedarf und Wunsch leistungsfähig wäre, dermalen noch nicht erfunden ist.

Es bleibt somit nichts anderes übrig, als **für die Glühwirkung** zu jenen Batterien zurückzukehren, welche von den theilweise bereits citirten klassischen Schriftstellern hiezu empfohlen wurden, und auch heute empfohlen werden müssen.

In dieser Richtung kann es sich, will man seinen Zweck stets sicher erreichen, nur um die Bunsen'sche oder Grove'sche Batterie handeln. In ihren Wirkungen und ihren Unbequemlichkeiten gleich, zeichnet sich die Bunsen'sche Batterie durch ihre unvergleichliche Billigkeit vor der Grove'schen aus; überdies ist die Bunsen-Batterie dauerhafter als die Grove'sche, da die Platinplatten der letzteren durch öfteren Gebrauch reissen.

Was diese Batterie bisher unbequem und lästig machte, ist die Verwendung der concentrirten Salpetersäure, und es ist Erfahrungssache, dass nur durch die scrupulöseste Sorgfalt eine Anätzung der Haut und Befleckung der Kleider oder anderwärtiger Gegenstände nur mit Mühe verhindert werden konnte. Zudem entwickelt sich beim Füllen und Entleeren einer derartigen Batterie eine ziemlich bedeutende Menge untersalpetriger Säure, deren Dämpfe alle Gegenstände durchdringen, alle Metallbestandtheile oxydiren und überdies einen penetranten, unangenehmen Geruch verursachen. Selbst ausser Thätigkeit gesetzt, und durch längere Zeit entwässert, entströmen den Kohlen und Thonzellen reichliche Dämpfe, welche den Raum, wo letztere aufbewahrt werden, erfüllen. Unzweckmässige billige Construction und die hiedurch bedingten Gefahren haben schliesslich noch dazu beigetragen, die Benützung dieser sonst vorzüglich wirkenden Batterie auf ein bescheidenes Minimum herabzusetzen.

Durch rastlos wiederholte Versuche ist es mir nach unzähligen, mehr als zwei Decennien fortgesetzten Experimenten gelungen, die gedachten Mängel der Bunsen-Batterie fast auf Null zu reduciren.

Meine diesbezügliche jetzige Construction gipfelt darin, dass ich möglichst wenige Elemente (2 oder 3) von entspechender Oberfläche in ein Hartgummikästchen verschliesse, welches sammt den nöthigen Säuren entsprechend in ein Holzkästchen untergebracht wird. Die Füllung und Entleerung der Batterie geschieht ohne eine Flasche herauszuheben und ohne Gefahr zu laufen auch nur einen Tropfen der Säure zu vergiessen, mittelst einer kleinen Luftpumpe; ferner ist die Einrichtung getroffen, dass nach Entleerung der Säuren der Elementbehälter mit Wasser gefüllt und nach Herausnahme der Zinkplatten die Kohlenprismen sammt den Thonzellen bis zum nächsten Gebrauche eingestellt bleiben, und so in dem Holzkasten verwahrt in jedem beliebigen Raume verweilen können. Es kann den bereits gemachten Erfahrungen zu Folge diese Batterie in jedem Salon gefüllt, gebraucht, entleert und aufbewahrt werden, ohne bei dieser Manipulation oder nachher irgend welche, den Geruchssinn belästigende oder Metallgegenstände zerstörende Nebenwirkungen zu äussern.

Die Verwendung von Platincontacten zu metallischen Verbindungen sichert dieser Construction eine constante, stets sichere, verlässliche Leistung. Das nähere Detail ist aus der folgenden Zeichnung und Beschreibung ersichtlich.

Ich beginne vorerst mit der Darstellung der Batterie (Fig. 72), wie sie im unthätigen Zustande, im Kasten nebst den mit Säuren gefüllten Flaschen zur Aufbewahrung und zum Transporte eingestellt ist.

Fig. 72.

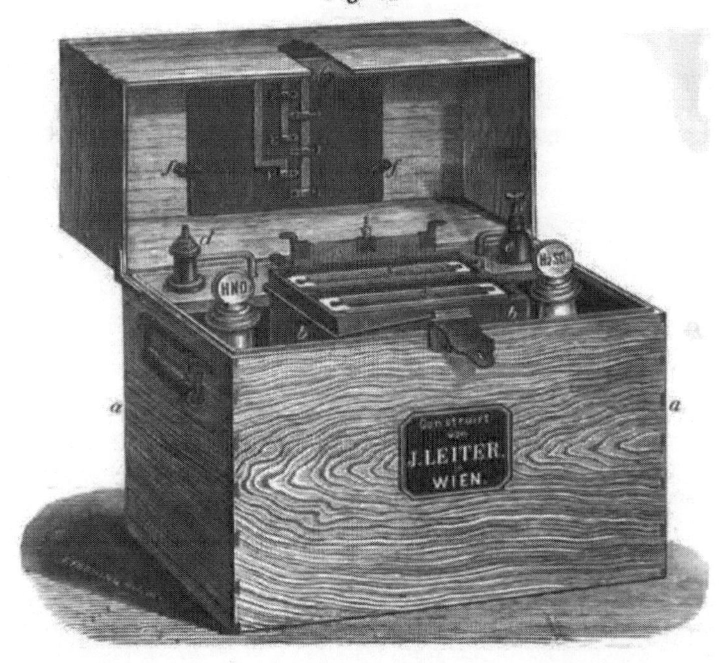

In einem durch ein Vorlegeschloss verschliessbaren Kasten *a* aus Eichenholz, in der Länge von 43, in der Breite von 23 und in der Höhe von 43 Ctm. ist das zweizellige mit einer Handhabe versehene Batteriegefäss *b b* aus Hartkautschuk eingesetzt. In jeder der Zellen erscheint ein Thon-Diaphragma, in dem sich eine Kohlenplatte befindet, eingestellt. (Siehe schematische Fig. 73.) Hinter diesem Gefässe *b b* befinden sich in einem separirten Raume des Kastens *a* die vier Zinkplatten *c*, neben diesen ein U-förmig gebogenes, starkes Glasrohr *d* und die Luftpumpe *e*.

Fig. 73.

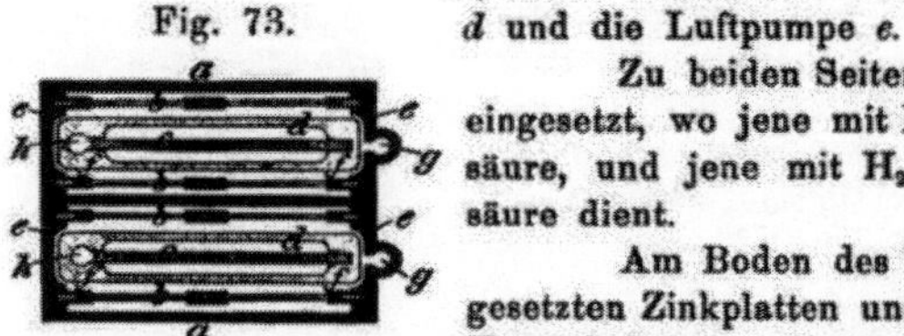

Zu beiden Seiten des Batteriegefässes sind Flaschen eingesetzt, wo jene mit HNO_3 bezeichnete für die Salpetersäure, und jene mit $H_2 SO_4$ für die verdünnte Schwefelsäure dient.

Am Boden des Kastens, unmittelbar unter den eingesetzten Zinkplatten und der Glasröhre befindet sich eine Kautschukwanne, die zur Ansammlung eventuell abtropfender Flüssigkeit aus dem Glasrohre und des Quecksilbers von den amalgamirten Zinkplatten bestimmt ist.

Im Deckel des Kastens *a* ist eine Kautschukplatte, die als Deckel für das Batteriegefäss *b b* und zugleich als Träger für die Verbindungsklemmen der Elemente dient, durch die drehbaren Spangen *f f* befestigt.

Nach dieser Angabe der im Kasten untergebrachten Haupt- und Nebenbestandtheile der Batterie schreite ich zur detaillirten Besprechung derselben.

Die schematische Fig. 73 zeigt die in dem zweizelligen Kautschukbehälter *a a* eingesetzten Elemente, bestehend aus den vier Zinkplatten *bbbb* und den Kohlenplatten *c c*, die in den Thonzellen *d d* stehen.

Damit die Stromgeber immer in richtiger Entfernung von einander in die Zellen eingesetzt werden können, sind in den Seitenwänden des Behälters *a* Hohlkehlen *eeee* für die Thonzellen angebracht und Fälze für die Zinkplatten eingeschnitten, in welche dieselben mittelst Winkelhaken eingehangen werden, wie aus Fig. 74 ersichtlich ist. Zur Fixirung der Kohlenplatten dienen die in den Thonzellen angebrachten Schlitze *f f*.

Fig. 74.

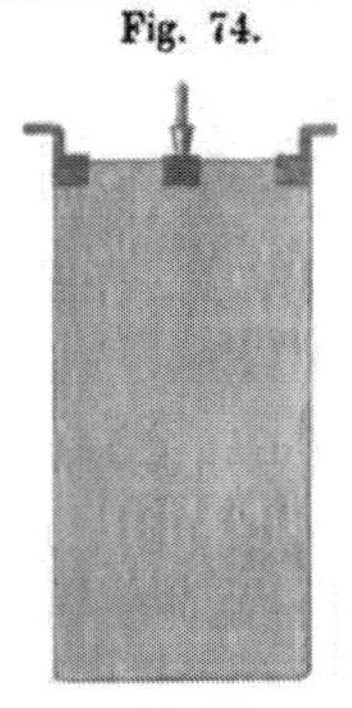

In den Thonzellen erscheinen bei *k k* und in den Kautschukzellen bei *g g* runde Oeffnungen, die mit den Zellen communiciren und zur Füllung und Entleerung der Säuren, wie im Nachfolgenden erklärt werden wird, dienen. Um diese so eingesetzten Elemente der Ordnung nach verbinden und die Leitungsdrähte an denselben befestigen zu können, tragen dieselben Stifte aus Platin (siehe Fig. 75), an welche Klemmschrauben, die an den Contactpunkten mit Platin montirt sind, befestigt werden können.

Fig. 75.

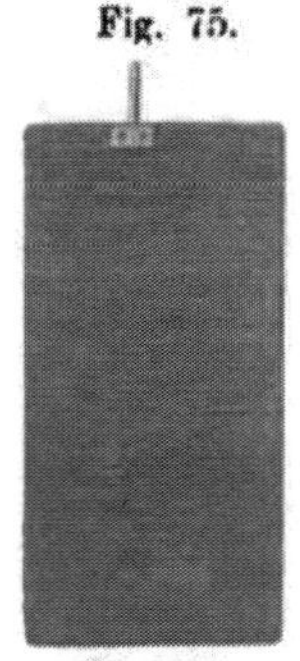

Diese Klemmschrauben sind, wie aus Fig. 76 ersichtlich, an starke Kupferstäbe gelöthet, letztere aber an die Kautschukplatte, die, wie schon erwähnt, als Deckel für den Behälter dient, angenietet. Diese Platte ist den aus den Zellen ragenden Stiften, und den an derselben befindlichen Klemmen entsprechend, durchbohrt, um die Stifte beim Aufsetzen des Deckels in die Klemmlöcher einstellen und mittelst der Schrauben befestigen zu können.

Durch die auf diese Weise hergestellte Verbindung kann mittelst der Ausleitungsklemmen 1 und 2 ein Element, mittelst der Klemmen 1 und 3 dagegen können beide Elemente in die Leitung eingeschaltet werden. Die Bezeichnung am Deckel links 1, 2, *I E*, gilt zur Einschaltung eines Elementes, die rechterseits, 1, 3, *II E*, ist für die Einschaltung zweier Elemente bestimmt.

Fig. 76.

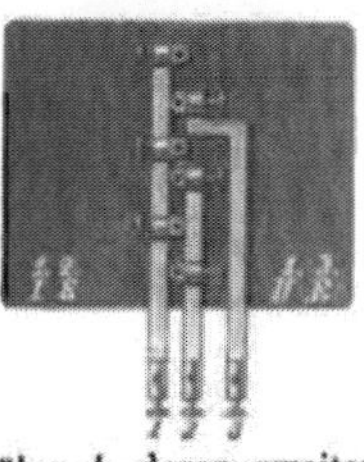

Nachdem die Einstellung der Elemente in den Behälter und deren Verbindung, wie zum Gebrauche, klar sein dürfte, übergehe ich zur Erklärung der Einrichtung zur Füllung und Entleerung der Säuren in und aus den Elementzellen. Zum leichteren Verständnisse dieser Einrichtung ist hiezu die Batterie sammt den Flaschen in Fig. 77 ausserhalb des Kastens stehend dargestellt.

Durch die in die Flasche *a* luftdicht eingesetzte Glasröhre *b*, deren zweiter Schenkel bis an den Boden der Thonzelle reicht, wird durch Verdichtung der Luft in der Flasche mittelst der an das Luftrohr aufgesteckten Luftpumpe *e* die Säure aus der Flasche in die Zelle getrieben und durch Verdünnung der Luft in der

Flasche bei umgekehrt aufgesteckter Luftpumpe an dasselbe Rohr die Säure aus der Zelle in die Flasche zurückgesaugt. Auf diese Weise wird eine Zelle nach der anderen gefüllt oder entleert; zu diesem Zwecke sind die vorher in Fig. 73 erwähnten runden Oeffnungen *h h* und *g g* an den Zellen angebracht, um das Glasrohr bis auf den Boden derselben (wie durch punktirte Linien am Behälter bei *g* bezeichnet,) bei eingestellten Elementplatten einschieben zu können.

Fig. 77.

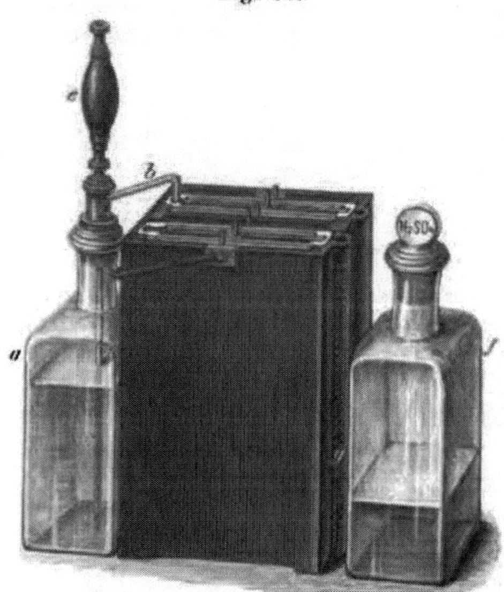

Um mit dem Glasrohre und der Luftpumpe die besprochene Manipulation ausführen zu können, ist folgende in Fig. 78 im Durchschnitte dargestellte Einrichtung getroffen:

Das Luftrohr *a* aus Hartkautschuk, in welches das Glasrohr *b b b* durch die Stopfbüchse *c* luftdicht eingesetzt ist, besitzt an der einen Wand einen Canal *d*, der an beiden Enden des Rohres ausmündet, durch welchen mittelst der in folgender Figur abgebildeten Luftpumpe von dem Ansatze *c* aus Luft durchgetrieben werden kann.

Das untere Ende dieses Rohres *a* besitzt eine Scheibe aus Hartkautschuk, auf welche eine Weichgummiplatte *f* zur luftdichten Anpressung des Rohres an die Randfläche des Flaschenhalses angebracht ist.

Fig. 78.

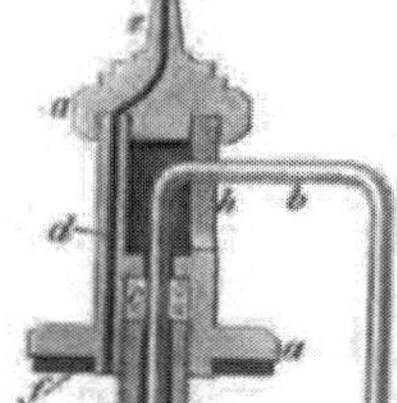

Um das *U*förmige Rohr *b* in dem Rohre *a* luftdicht einzusetzen, damit nicht die durch den Canal *d* eingepresste Luft neben dem Rohre *a* entweichen könne, werden bei *c* befettete Baumwollfäden durch die Rohrschraube *g* luftdicht an das Rohr *b* und an die Innenwand des Rohres *a* angepresst (Stopfbüchse).

Um das Glasrohr *b* durch ein neues zu ersetzen, wird die Kappe *c* abgeschraubt, und um dasselbe im Rohre *a* verschieben zu können, ist in letzteres ein Ausschnitt *h* angebracht.

Die hiezu erforderliche Luftpumpe ist entweder, wie in Fig. 77 dargestellt, eine Gummiballonpumpe oder eine Cylinderpumpe, wie aus Fig. 79 ersichtlich.

Beide Formen dieser Pumpe müssen aus einem den durchströmenden salpetrigen Dämpfen widerstehenden Materiale gefertigt sein, wofür ich das Hartgummi als geeignet erkannt habe. Von besonderer Wichtigkeit ist es, dass die hiebei angewendeten Ventilklappen aus feinem Platinblech hergestellt seien.

Da an der Ballonpumpe die Ventileinrichtung auf dieselbe Weise wie an der Cylinderpumpe eingerichtet ist, so beschränke ich mich blos auf die Erklärung letzterer, in Fig. 79 dargestellter Ausführung.

In dem Cylinder *a* ist ein luftdicht schliessender aus befetteten Baumwollfäden gebildeter Kolben *b*, eingesetzt; die Kolbenstange ist der ganzen Länge nach bei *c* perforirt und trägt am oberen Ende *D* ein Ventil aus dünnem Platinblech, welches durch eine abschraubbare, seitlich offene Kuppe *h* befestigt ist und nur einen bestimmten Spielraum für die Bewegung des Blättchens *g* zulässt.

Zum Schutze dieser Ventileinrichtung wird das Rohrstück *f* auf dieses Ende der Kolbenstange aufgeschraubt. Mit der konischen Oeffnung *c* dieses Rohrstückes *f* wird diese Pumpe beim Einpressen der Luft in die Flasche auf das konische Ende des Luftrohres dicht aufgesteckt.

Das untere Ende des Cylinders *a* wird mittelst des Ventilträgers *S* verschlossen, welcher bezüglich des Plättchens *g*, der Kuppe *h* und der konischen Oeffnung dieselbe Einrichtung wie das Rohrstück *c* besitzt.

Durch dichtes Aufstecken dieses Endes der Pumpe an das Luftrohr wird die Luft aus der Flasche (bei Bewegung der Pumpe) ausgesaugt. Zur Kennzeichnung der Wirkung dieser Luftpumpe ist das eine zum Zwecke des Einpressens der Luft aufzusteckende Ende mit *D* (Druck-Ventil) und das andere zum Aussaugen der Luft bestimmte Ende mit *S* (Saug-Ventil) bezeichnet.

Fig. 79.

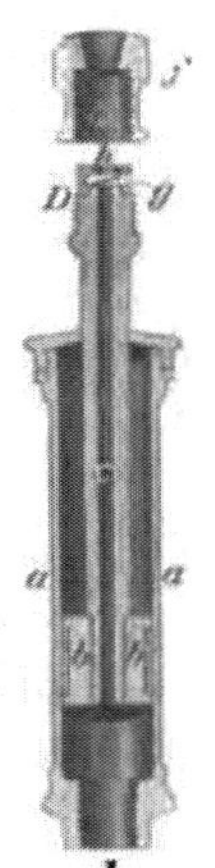

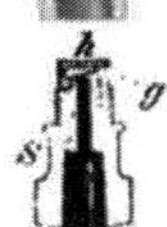

Dieser Einrichtung gemäss kann diese Cylinder- oder die Ballonpumpe durch einfaches Anstecken mit einem oder dem anderen Ende der Pumpe zum Einpressen oder Aussaugen der Luft in der Flasche benützt und hiedurch die Säuren, ohne mit dem Innern der Pumpe irgendwie in Berührung zu kommen, durch das Glasrohr befördert werden, wenn dasselbe luftdicht auf die Flasche aufgesetzt wird. Zur Erreichung dieses Zweckes wird das Luftrohr, in welches das Glasrohr dicht eingepresst ist, mit einer Hand an die Fläche des Flaschenhalses angepresst, während die andere Hand die Pumpe bewegt.

Der Ballonpumpe ist für diese Manipulation aus dem Grunde hauptsächlich der Vorzug einzuräumen, weil bei derselben die Ventilblättchen stets rein bleiben, da sie nicht Gefahr laufen, durch Fetttröpfchen der Baumwollfäden verunreinigt zu werden, wodurch die Ventile in ihrer Wirksamkeit beeinträchtigt würden, überdies ist die Handhabung derselben eine leichtere.

Wie schon erwähnt, geschieht die Füllung und Entleerung der Säuren in und aus den Elementzellen durch diese eben beschriebene einfache Vorrichtung bei eingestellten Elementen in der besprochenen Weise, dass eine Zelle nach der andern gefüllt oder entleert wird, wobei die Flaschen und die Batterie im Kasten eingestellt bleiben. Durch diese Einrichtung ist diese sonst lästige Arbeit ohne Beschädigung des Körpers oder der Kleider von Jedermann leicht und sicher in der kurzen Zeit von längstens 5 Minuten ausführbar.

Durch diese Einrichtung der Füllung und Entleerung etc. glaube ich nicht nur allein für das Glühlicht, sondern auch für die Galvanokaustik einen nützlichen Apparat geschaffen zu haben, der die unverlässlichen inconstanten Grennet'schen Chromkali-Batterien verdrängen dürfte.

Nachdem die ganze Batterie mit allen einzelnen Theilen, nebst allem Zugehör und deren Füllungsart beschrieben wurde, verweise ich betreffs weiterer Erklärungen für die stets sichere Wirkung und Erhaltung derselben auf die

Instruction zur Manipulation mit der Batterie.

Die Säuren.

Die mit HNO_3 bezeichnete Flasche wird mit 38^{iger} reiner Salpetersäure, und die mit H_2SO_4 signirte mit verdünnter Schwefelsäure (1 Raumtheil engl. Schwefelsäure in 8 Theilen Wasser) gefüllt.

Die in dem angegebenen Verhältnisse diluirte Schwefelsäure kann in grösseren Quantitäten eventuell aus einer Apotheke bezogen und in Glas- oder Steingutgefässen beliebig lange Zeit aufbewahrt werden. Für den Fall, als sich Jemand der Aufgabe des Verdünnens selbst unterziehen wollte, sei daran erinnert, dass vorerst die entsprechenden Volummengen Wasser und Säuren separat gemessen und hierauf die Säure in dünnem Strahle allmälig, unter beständigem Umrühren in das Wasser gegossen wird, weil beim Eintragen des Wassers in die Schwefelsäure bekanntlich eine Explosion stattfindet.

Da durch Einsaugen der Säuren von Seite der Thonzellen und Kohlenprismen immer ein Theil verloren geht, so muss besonders verdünnte Schwefelsäure in die Flasche nachgefüllt werden, da nur der ganze Inhalt derselben zur nöthigen Füllung der Kautschukzellen ausreichend ist.

Wenn beim Füllen dieser Flaschen die äuseren Theile betropft würden, so müssen dieselben noch vor dem Einstellen in den Kasten sorgfältig abgetrocknet werden.

Die Einstellung der Elemente

in den Behälter geschieht in der bereits besprochenen, und in Fig. 73 dargestellten Weise, wenn der Behälter im Kasten steht.

Die Verbindungsstifte der Elementplatten müssen alle in einer Reihe stehen, was besonders betreffs der, an den Kohlenplatten excentrisch angebrachten Verbindungsstifte zu beobachten ist. Sollten die Verbindungsstifte durch irgend einen Zufall verbogen worden sein, so müsste die Geradebiegung derselben vorgenommen werden.

Da der Ordnung halber die Flasche mit der Salpetersäure immer links im Kasten stehen soll, so müssen auch die Thonzellen so eingestellt werden, dass die Füllöffnungen derselben immer dieser

Flasche und jene der Kautschukzellen der anderen Seite, wo die Flasche mit der verdünnten Schwefelsäure eingestellt ist, zugekehrt sind.

Die Füllung der Zellen

soll kurz vor Anwendung der Batterie in der Ordnung vorgenommen werden, dass zuerst die verdünnte Schwefelsäure in die Kautschukzellen zu den Zinkplatten und dann die Salpetersäure zu den Kohlenprismen in die Thonzellen in der früher besprochenen Weise eingetragen wird.

Zu diesem Zwecke muss vor jedem Einsetzen der Glasrohrschenkel in die bestimmten, bereits vorher besprochenen Oeffnungen der Flasche und der Zelle, die Flasche im Kasten so verschoben werden, dass der eine Glasrohrschenkel leicht bis auf den Grund der Zelle gesenkt und der zweite in die Mitte des Flaschenhalses eingestellt werden könnte. Diese Vorsicht ist nöthig um einerseits das Glasrohr nicht zu zerbrechen, und andererseits mit der Kautschukscheibe des Luftrohres die ganze Fläche des Flaschenhalses zu decken, mit welcher durch entsprechendes Andrücken die Flasche luftdicht verschlossen wird.

Durch gleichmässig wiederholtes Zusammenpressen des mit dem Druckventile an das Luftrohr dicht aufgesteckten Ballons mit der rechten Hand, während die Linke das Luftrohr an den Flaschenhals andrückt, wird Luft in die Flasche gepresst, wodurch die Säure wie bei einem Heronsball durch das Glasrohr in die Zelle getrieben wird. Diese Procedur wird so lange fortgesetzt, bis die Zelle bis zum Rande der Zink- oder Kohlenplatte voll ist. Das Glasrohr wird sodann rasch aus der Säure gehoben, damit die comprimirte Luft aus der Flasche entweiche und eine Ueberfüllung, oder bei langsamerem Vorgange eine theilweise Entleerung der Zellen verhindert wird.

Die noch in den Glasröhren befindliche Säure fliesst dann in die Gefässe ab und der anhaftende kleine Rest derselben kann durch vorsichtiges Abschnellen über den Gefässen entfernt werden.

Bei eventueller Ueberfüllung einer Zelle muss sogleich das Saugventil der Pumpe an das Luftrohr gesteckt und durch Bewegung des Ballons die überflüssige Säure zurückgesaugt werden; selbstverständlich muss auch nach der Zurücksaugung das Glasrohr rasch ausgehoben werden.

Wenn bei dieser Arbeit die Flasche oder die äussere Oberfläche des Apparates betropft würde, so ist die sofortige Abtrocknung und Reinigung unerlässlich; die Flaschen sind hierauf mittelst der Stöpsel gut zu verschliessen, das Glasrohr und die Luftpumpe im Kasten zu verwahren.

Die Verbindung der Elemente

untereinander erfolgt gleich nach der Füllung der Zellen durch die Verbindung der am Deckel in entsprechender Weise angebrachten Klemmschrauben mit den, nach Aufsetzen dieses Deckels über denselben ragenden Platinstiften der Elementplatten. Um zu diesem Zwecke den Deckel mit den Klemmen leicht über die in einer Linie stehenden Ausleitungsstifte aufschieben zu können, sind vorerst die Klemmschrauben so weit zurückzuschrauben, dass die Oeffnungen der Klemmen frei werden. Ein sicherer Contact mit diesen Element-Ausleitungsstiften wird dann durch festes Anziehen der Klemmschrauben hergestellt.

Nachdem die Füllung und Verbindung der Elemente in der besprochenen Weise geschehen, wird der Holzdeckel des Batteriekastens geschlossen, und die Batterie auf den zur elektrischen Beleuchtung oder zur Vornahme einer galvanokaustischen Operation entsprechenden Platz gestellt.

Die Verbindung der starken, flexiblen, durch einen Gummischlauch geschützten, aus vielen Kupferdrähten bestehenden Leitungsschnüre mit den Polen der Batterie wird an den aus dem Kasten ragenden Klemmen in der Weise vorgenommen, dass für die Einschaltung nur eines Elementes die Leitungsschnüre an den Klemmen 1 und 3, für zwei Elemente dagegen an die Klemmen 2 und 3 befestigt werden; die freien Enden dieser Poldrähte werden entweder mit dem Rheostaten oder auch ohne Einschaltung desselben mit einem Kauter verbunden. Vor der Einschaltung eines Instrumentes oder Apparates in den Batteriestrom kann die Thätigkeit der Batterie durch das beim Berühren der Polenden der Leitungsdrähte auftretende Funkensprühen oder durch das Erglühen eines an die Polenden der Batterie gehaltenen dünnen Eisendrahtes, z. B. einer Haarnadel, erprobt werden.

Ein Versagen des einen oder des anderen Effectes wäre ein Beweis dafür, dass eine oder mehrere der Verbindungsklemmen der Batterie oder der Ausleitung nicht genügend fest angezogen wurden, oder dass durch Schmutz in den Klemmöffnungen oder durch Oxydation der Zapfen der Leitungsdrähte der Contact unterbrochen sei.

Die Wirkungsdauer der gefüllten Batterie,

besonders mit Säuren, die zum erstenmale in Verwendung stehen, erstreckt sich auf 10—15 Stunden; diese Dauer hängt aber hauptsächlich von dem längeren oder kürzeren Stromschlusse, von der Qualität der Salpetersäure und endlich von der Amalgamirung der Zinkplatten ab. Die diluirte Schwefelsäure wird bekanntlich durch Auflösung des Zinkes bald wirkungslos, wenn die Zinkplatten selten oder gar nicht mit Quecksilber überzogen werden, wodurch einerseits die elektro-motorische Differenz erhöht, anderseits die Auflösung des Zinkes in der verdünnten Schwefelsäure verhindert wird.

Da indess die längste Dauer der Verwendung einer solchen Batterie bei einer Operation oder Untersuchung meinen Erfahrungen zufolge kaum über eine Stunde währt, so kann man der sicheren Wirkung derselben stets versichert sein, sobald die Salpetersäure 8—10 und die Schwefelsäure 4—6mal gebraucht werden, wenn die Batterie nur eine Stunde hindurch, beziehungsweise noch öfter, wenn dieselbe jedesmal weniger als eine Stunde in Verwendung stand. Dadurch endlich, dass die Füllung kurz vorher und die Entleerung gleich nach der Benützung der Batterie vorgenommen wird, können die Säuren zum öfteren Gebrauche geeignet erhalten und die Zinkplatten möglichst conservirt werden.

Die Entleerung der Zellen

kann überall, selbst im Krankenzimmer vorgenommen werden, da bei derselben fast gar keine untersalpetrigen Dämpfe entweichen, wenn nach der im Folgenden angegebenen Weise verfahren wird:

Nach Lockerung der Klemmschrauben wird der Batteriedeckel abgehoben, und vorerst die Salpetersäure mittelst der Luftpumpe durch das Glasrohr in die Flasche gebracht. Zu diesem Zwecke wird das Saugventil an das Luftrohr der Salpetersäureflasche auf gleiche Weise wie das Druckventil beim Füllen der Elemente angesteckt, die Luft in der Flasche verdünnt, wodann der höhere Druck der atmosphärischen Luft die Salpetersäure aus der Thonzelle in die Flasche treibt. Hierauf wird die Salpetersäureflasche durch Eindrehen des Stöpsels verschlossen, und erst hernach wird die verdünnte Schwefelsäure auf gleiche Weise wie die Salpetersäure aus den Zellen in die betreffende Flasche entleert.

Zur gänzlichen Entleerung der Säuren aus den Zellen muss das Glasrohr bis auf den Boden der Zelle reichen; um dies immer zu ermöglichen, ist das Glasrohr in der Stopfbüchse verschiebbar eingerichtet. Diese Richtigstellung des Glasrohres hat aber nur bei eventueller zufälliger Verschiebung desselben oder bei Einsetzung eines neuen Glasrohres zu geschehen. Ist die gesammte Säure aus den Thonzellen oder dem Kautschukbehälter in die Flaschen übergetreten, so vernimmt man zum Zeichen der Beendigung der Operation der Entleerung ein gurgelndes, durch eintretende Luftblasen hervorgerufenes Geräusch.

Bemerkungen zur Conservirung der Batterie.

Sobald alle Säure in die Flaschen gebracht ist, sollen sämmtliche Zellen, ohne das Kautschukgefäss ausheben zu müssen, mit Wasser gefüllt, gleich darauf die Zinkplatten ausgehoben und dann so viel Wasser nachgegossen werden, dass die Thonzellen und Kohlenplatten **ganz unter Wasser stehen.**

Die Zinkplatten, der Deckel, das Glasrohr sollen gereinigt und abgetrocknet an den für dieselben bestimmten Platz im Batteriekasten zur Aufbewahrung gelangen.

Durch das Aufbewahren der Thonzellen mit den Kohlenplatten unter Wasser (in dem Kautschukbehälter) wird die unangenehme Ausdünstung der in den Poren der Zellen und der Kohlen enthaltenen Salpetersäure verhindert, wogegen bei der Aufbewahrung derselben in freier Luft sich permanent lästige Dämpfe entwickeln. Die Aufbewahrung der Elementtheile in der angegebenen Weise kann bis zur nächsten Verwendung der Batterie (selbst über zwei Wochen) ausgedehnt werden.

Bei jeder Verwendung soll dann (eine Stunde vorher) der Kautschukbehälter mittelst der Handhaben aus dem Batteriekasten ausgehoben, das Wasser durch Neigung des Gefässes bei Fixirung der Kohlen und Zellen entleert, und die Inthätigkeitsetzung der Batterie nach dem Absickern des Wassers von den Thonzellen und Kohlenplatten in der früher besprochenen Weise vorgenommen werden.

Bei voraussichtlich seltenerer Verwendung der Batterie sollen jedoch die Thonzellen und Kohlenplatten schon nach einigen Tagen von dem Wasserbade befreit und an der Luft getrocknet in dem Kautschukbehälter des Batteriekastens zur Aufbewahrung gelangen.

Eine Ausseracbtlassung dieser leicht zu erfüllenden Bedingungen für die Erhaltung des ganzen Apparates alterirt in erster Linie die Zuverlässigkeit der Wirkung der Batterie.

Bei eventuell störenden Vorkommnissen der Füllungseinrichtung, die nur im Zerbrechen einzelner Theile eintreten könnten, kann in dringenden Fällen die Füllung und Entleerung der Zellen wie bei anderen Gefässen geschehen.

Beim Versagen der Luftpumpenventile sollen dieselben von der Pumpe abgeschraubt, und die Platinblättchen, sowie die übrigen Theile von den eventuell anhaftenden Verunreinigungen befreit werden.

Die Wirksamkeit der Luftpumpe kann durch Saugversuche an der Hand und durch Zusammenpressen des Ballon's, bei verschlossenem Druckventile erprobt werden. Zur Einübung der Füllung und Entleerung der Zellen, rathe ich diese Manipulation vorher statt mit Säuren, einigemale mit Wasser vorzunehmen.

Wenn, bei eventuell unterlassener rechtzeitiger Amalgamirung der Zinke ein vorübergehendes Ueberschäumen der (dadurch entstehenden) Wasserstoffgasblasen aus der Kautschukzelle in die Thonzelle stattfindet, so ist weiter keine Störung der Wirkung zu befürchten.

Die Amalgamirung der Zinkplatten

ist dann angezeigt, wenn bei dem Gebrauche der Batterie häufige und starke Wasserstoffgasentwicklung stattfindet, die durch das Auflösen des Zinkes in der Säure bedingt ist. Die Amalgamirung der Zinkplatten wird in der Weise durchgeführt, dass gleich nach dem Gebrauche die blanken Zinkplatten einzeln ausgehoben, auf beiden Flächen mit Quecksilber betropft, und letzteres mit einem Wolllappen verrieben wird; kann die Amalgamirung erst vor einer Anwendung geschehen, so wird in eine Zelle des Kautschukbehälters verdünnte Schwefelsäure zu den früher in dieselbe eingesetzten vier Zinkplatten gegossen, und letztere so lange darin belassen bis das Zink blank erscheint; um aber schneller zu diesem Ziele zu gelangen, wird statt der verdünnten Schwefelsäure, verdünnte Salzsäure (1 : 4) verwendet, und das Quecksilber wie erwähnt eingerieben.

Noch einfacher kann die Amalgamirung der Zinke auf die von Dr. Rudolf Lewandowski*) angegebene Weise ausgeführt werden, indem die Zinkplatten ohne vorherige Reinigung in eine Auflösung von 12 Gewichtstheilen Quecksilber (z. B. 500 Gramm) in 15 Gewichtstheilen concentrirter Salpetersäure (625 Gramm) und 45 Gewichtstheilen Salzsäure (1875 Gramm), welch' letztere nach perfecter Lösung des Quecksilbers in der Salpetersäure zugesetzt wird, durch 2 bis 3 Minuten eingetaucht, in reinem Wasser abgespült und abgetrocknet werden. Diese Amalgamirungsflüssigkeit ist so lange verwendbar bis sie wasserklar geworden ist.

---

*) In „Die Anwendung der Elektricität in der Heilkunde", pag. 14. Wien 1879.

Nach jeder Art des Vorganges beim Verquicken der Zinke müssen dieselben in Wasser abgespült werden ehe sie zur Aufbewahrung gelangen; das eventuell abtropfende Quecksilber wird, wenn die Zinkplatten im Kasten eingestellt sind, in der am Boden des Batteriekastens untergebrachten Kautschukwanne zur weiteren Verwendung gesammelt.

Instruction für die Inthätigkeitsetzung der Instrumente.

Nach oder vor den besprochenen Vorbereitungen zur Verwendung der Batterie soll an eines der vorgeführten Stative für die Wasserkanne etc. der Rheostat fixirt, an diesem die Gummischläuche luftdicht befestigt und die Leitungsdrähte fest angeklemmt werden. Hierauf wird dieses Stativ zur rechten Seite des zu Untersuchenden, so nahe an das Bett, den Tisch oder den Stuhl placirt, dass die Enden der obgenannten Schläuche und Drähte bei horizontaler Ausspannung vom Rheostaten mindestens noch eine gute Spanne weiter als zum Eingange der zu untersuchenden Höhle ragen, um ein mit denselben verbundenes Instrument zum Einführen in eine Höhle ohne Zerrung dieser Schläuche und Drähte handhaben zu können.

Erst nach all' den genannten Manipulationen sind die Leitungsschnüre welche den Batteriestrom zu dem Rheostat leiten, mit der in die Nähe des Statives aufgestellten Batterie zu verbinden.

Das mit reinem Wasser von 12—15° C. gefüllte Gefäss, mit dem Schwimmer (Wasserstandszeiger) wird vorsichtig so hoch, als es das Stativ gestattet, aufgezogen und durch Einhängen der Schnur an das Stativ in dieser Höhe fixirt. Beim Einhängen der Kanne muss darauf gesehen werden, dass der Indicator des Wasserstandszeigers dem Untersuchenden zugekehrt sei, auf dass ein Ablesen des Wasserstandes von demselben jederzeit möglich wäre. Wenn hierauf der am Ende des von der Wasserkanne abgehenden Gummischlauches befindliche Hahn im verschlossenen Zustande an die Siebeinrichtung des Rheostatengehäuses durch festes Eindrehen befestigt wurde, wird dieser Hahn geöffnet, um die im Wasserschlauche, im Rheostatengehäuse und in dem Zuleitungsschlauche zum Instrumente enthaltene Luft durch Ausströmenlassen von Wasser zu verdrängen ehe noch ein Instrument eingeschaltet wurde.

Nach diesen einfachen, schnell ausführbaren, höchst wichtigen Vorbereitungen muss jedesmal vor der Stromeinschaltung das Wasser durch das eingeschaltete Instrument (durch abermaliges Oeffnen des Wasserhahnes) durchgeleitet werden, wobei je nach dem längeren oder kürzeren, engen Wege, den das Wasser hiebei zu passiren hat, 15—30 Sekunden vergehen bis dieses aus dem zweiten Schlauche des Instrumentes in das Sammelgefäss abtropft oder abrinnt. Das dabei auftretende klingende Geräusch des in die Sammelkanne abfliessenden Wassers dient zur Controle der ununterbrochenen Circulation des Wassers durch das Instrument während der Untersuchung.

Nachdem man sich von dem Durchfliessen des Wassers versichert, kann sodann die Einschaltung des galvanischen Stromes vorgenommen werden, zu welchem Zwecke der Indicator am Rheostaten vorerst auf Null gebracht wird, um den Contact mit dem Neusilberdrahte aufzuheben. Hernach wird die am Ende der Poldrähte befindliche Doppelklemme mit den Contactrollen des Instrumentes verbunden und hierauf der Indicator des Rheostaten von Null allmählig auf den Neusilberdraht geschoben.

Wenn Instrumente mit sehr kurzen feinen Platindrähten verwendet werden, z. B. das Urethroskop, darf nur ein Element eingeschaltet werden, vorausgesetzt dass noch wirksame, d. h. nicht oft gebrauchte Säuren in Verwendung stehen.

Sobald die Kette des galvanischen Stromes durch den Rheostat und das eingeschaltene Instrument geschlossen ist, wird durch zweckmässige Handhabung des Rheostaten bei Ausschaltung eines entsprechenden Stückes Neusilberdraht, der im Instrumente befindliche Platindraht erglühen. Durch ferneres Ausschalten des Neusilberdrahtes wird der Platindraht bis zum intensiven strahlenden Weissglühen gebracht, in welchem Zustande er einen zu jedweder Untersuchung vollkommen genügenden Lichteffect hervorbringt.

Wie schon oben erwähnt, muss die Ausschaltung des Neusilberdrahtes sehr vorsichtig und nur allmählig geschehen, um den eingeschalteten Platindraht nicht durchzuschmelzen.

Ist auf diese Weise die Wasser- und Stromleitung erprobt, so kann noch vor dem Einführen eines so armirten Instrumentes eine Sehprobe am besten an der eigenen, das Instrument an der leuchtenden Stelle umfassenden Hand in einem dunklen Raume vorgenommen werden.

Das nun in eine Körperhöhle eingeführte Instrument kann so armirt stundenlang mit dem gleichen Lichteffecte verwendet werden, da das Wasserquantum in der Kanne über diese Zeit ausreicht. Eingestellte Bilder können dann eben so lange Zeit hindurch von vielen Personen nacheinander gesehen werden.

Bei länger andauernden Untersuchungen, oder wo das etwaige Zerren des eingeführten Instrumentes durch das Gewicht der Poldrähte und der mit Wasser gefüllten Gummischläuche störend wäre, sollen letztere in den zu diesem Zwecke bestimmten Träger eingehangen und durch die Verschiebung des Rheostatenträgers in entsprechende Höhe und Lage gebracht werden, auf dass das circulirende Wasser nicht erst vom Rheostaten durch den Zuleitungsschlauch in das Instrument aufsteigen müsste, wodurch der Wasserstrom ganz unnöthiger Weise von seinem ursprünglichen Drucke verlieren würde.

Gerade so wie ein Instrument leuchtend in eine Höhle eingeführt wird, soll es auch wieder leuchtend zurückgeführt werden. Eine gewünschte Unterbrechung der Stromleitung, während das Instrument eingeführt ist, kann sehr rasch durch einfaches Abziehen der Klemmzange vom Instrument ausgeführt werden. Diese Unterbrechung könnte indess nur dann nothwendig werden, wenn die Wasserleitung durch irgend eine Ungeschicklichkeit oder Ausserachtlassung der erwähnten Vorproben unterbrochen würde. Eine Gefahr des Verbrennens ist selbst in einem solchen Falle nicht zu befürchten, weil erstlich die Metallmasse des Instrumentes gegen jene des glühenden Drahtes eine viel zu grosse ist, als dass sich das Instrument in der kurzen Zeit so hochgradig erhitzen könnte; ferners müsste ja früher die ganze im Instrumente noch befindliche Wassermenge verdampfen, bevor sich das Instrument so hochgradig erwärmen könnte. Ausserdem würde in diesem Falle die Isolirung des eingelagerten Leitungsdrahtes zerstört, und dadurch der Stromschluss nicht mehr durch den eingeschalteten Platindraht, sondern durch die gut leitenden metallenen Bestandtheile des Instrumentes stattfinden, wobei bekanntlich keine Erwärmung derselben auftritt.

Zur Beruhigung Aengstlicher führe ich noch an, dass ich selbst mehr als hundertmal bei Experimenten die beschriebene Einrichtung erprobt habe, und nie in die Lage versetzt war, von der erwähnten schneller Unterbrechung Gebrauch machen zu müssen.

Wird ein Instrument gleich nach dessen Benützung zu einer wiederholten Untersuchung eines und desselben oder eines anderen Patienten verwendet, so müssen alle etwa beschmutzten Theile, besonders aber das Deckfenster, das Prisma etc. gereinigt werden, ohne hiebei die Strom- oder Wasserleitung unterbrechen zu müssen; während einer solchen Pause kann das Instrument, statt es zu halten, im armirten Zustande mittelst der Schläuche über das Rheostatengehäuse gehangen werden.

Nach jeder Verwendung eines Instrumentes wird, vor Abschliessung des Wasserhahnes die Stromleitung durch Stellung des Indicators des Rheostaten auf Null unterbrochen, und dann erst die Ausschaltung des Instrumentes aus der Wasserleitung und die Entfernung der Klemmzange vorgenommen.

Eine Unterbrechung der Wasserleitung vor dem Ausschalten des elektrischen Stromes kann eine Zerstörung der Isolirung der im Instrumente eingelagerten Drahtleitung (durch Verbrennen derselben) verursachen, wodurch das Instrument selbstverständlich für den Moment unbrauchbar würde.

Eine Unterbrechung der Stromleitung, vor der Einstellung des Indicators des Rheostaten auf Null, durch Abziehen der Leitzange vom Instrumente, könnte bei geringer Vorsicht eventuell an dem zum nächsten Male einzuschaltenden Instrumente das unerwünschte Abschmelzen des Platindrahtes bedingen, wenn die Stromleitung durch den Rheostat von der letzten Untersuchung hergestellt bliebe.

Dass zur genauen Beobachtung ein verfinsterter Raum sich besser eignet, ist von der Ophthalmoskopie her bekannt; doch genügt es für die elektro-endoskopischen Untersuchungen vollkommen, wofern die Verdunkelung des Lokales nicht leicht möglich ist, die zu Untersuchenden mit dem Rücken gegen das einfallende Tageslicht zu wenden.

Ich wünschte, dass diese Darstellung der Manipulation, wie ein Instrument ohne Gefahr für den zu Untersuchenden in Thätigkeit gesetzt werden soll, auch demjenigen Arzte klar sein möge, der nie in der Lage war, galvanokaustische Instrumente (in Thätigkeit selbst) zu handhaben oder deren Handhabung zu sehen; denn für denjenigen Arzt, der galvanokaustische Instrumente gehandhabt hat, wäre diese lange Auseinandersetzung überflüssig.

Instruction für die Conservirung und präcise Functionirung der elektro-endoskopischen Instrumente.

1. Nach jedem Gebrauche ist das in den metallenen Canälen der Instrumente und auch in den Gummischläuchen, die in das Magen- und Schlundrohr

eingesetzt sind, zurückgebliebene Wasser durch Aussaugen mit dem Munde, oder mittelst einer Ballon- oder Cylinderspritze zu entfernen, und dieselben wo möglich, durch öfteres Durchblasen von Luft auszutrocknen. Bei etwaiger Verschliessung dieser Canäle durch unreines Wasser, soll heisses Wasser, eventuell Weingeist durch dieselben gespritzt werden.

2. Sollen die Instrumente nach jedem Gebrauche mit feinen Linnen- oder Waschlederlappen sorgfältig gereinigt, d. h. abgetrocknet werden; hiebei muss die Reinigung der Röhreninstrumente auch des Magen- und Schlundrohres, wo eine Verunreinigung auch im Inneren des Instrumentes vorkommen könnte, mit an Drähten befestigten Borsten, oder mit an einem Metallstabe (Fig. 80) befestigter Baumwolle vorgenommen werden.

Fig. 80. Fig. 82. Fig. 81.

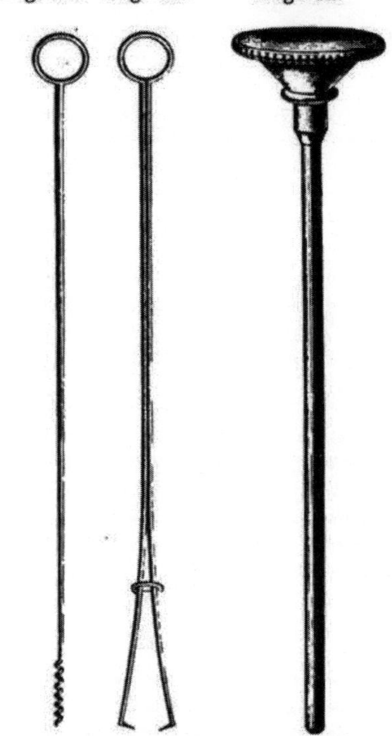

Letztere zwei Instrumente müssen zu diesem Zwecke so viel als möglich zerlegt werden, um theils die Röhren von unten her auswischen, theils um die Linsen und Prismen vollständig reinigen zu können.

Das Reinigen der Deckfenster an deren innerer Seite z. B. beim Blaseninstrumente geschieht nach Entfernung der Kuppe, durch auf einen Stab (Fig. 80) aufgewickelte Baumwolle; auf dieselbe Art ist die Reinigung des im Rohre eingesetzten Prisma's, welches eventuell bestaubt sein kann, vorzunehmen.

3. Die Blaseninstrumente, die auch unter Wasser functioniren, sollen vor der Einführung in die Blase im thätigen Zustande einige Minuten hindurch in ein Glas Wasser eingesetzt werden, um den dichten Anschluss der die Lichtquelle verschliessenden Kuppe, sowie des eingesetzten Fensters und Prismas zu erproben. Im Falle des Eindringens des Wassers in das Instrument könnte an das Gewinde der Kuppe weiches Wachs aufgetragen werden. Die Verdichtung beim Prisma und beim Fenster soll nur mit Minium, welches mit Leinöl angerieben wird, geschehen; doch kann eine derartige Beschädigung beim einfachen Gebrauche gar nicht eintreten.

4. Instrumente wo der Platindraht aus irgend einem Grunde nicht gedeckt werden konnte, functioniren nur dann, wenn weder Blut, noch Eiter oder Harn über den glühenden Draht gelangen kann. Zur Entfernung solcher Substanzen aus einem eingeführten Instrumente, z. B. dem Uethroskop, führe ich das in Fig. 81 abgebildete Saugrohr an, durch welches bei Bewegung der Gummiplatte diese Stoffe aufgesaugt werden können, selbst während die Lichtquelle in dem Rohre eingesetzt ist. Zum Auftunken durch Baumwolle oder andere Stoffe dienen die in Fig. 80 und 82 abgebildeten Instrumente, bei deren Verwendung jedoch die Lichtquelle aus dem

endoskopischen Rohre entfernt werden muss, da brennbare Stoffe, bei Berührung mit dem glühenden Platindrahte Feuer fangen würden.

5. Sollen die Instrumente zum Zwecke des leichteren Gleitens durch enge Räume nicht, wie üblich, mit Oel, sonderen mit Glycerin bestrichen werden, da das Oel leicht auf das Glasfenster oder das Prisma gerathen kann und hiedurch den Effect, wenn auch nicht ganz aufheben, so doch bedeutend vermindern würde; das Bestreichen mit Glycerin braucht indess auch nicht auf das Prisma und auf das Fenster ausgedehnt zu werden.

6. Bei eventueller Abschmelzung einer Platinschlinge bei einer Probe kann von Jedeimann, durch die früher besprochene Einrichtung ein neuer aber nur ebenso langer Platindraht eingesetzt werden; hiezu braucht man nur eine starke Pincette und eine Scheere; zur Einsetzung eines Drahtes in eine Patrone ist noch ein kleiner Schraubenzieher erforderlich. Bei dieser Armirung besteht die einzige Schwierigkeit darin, den Draht richtig und gerade gespannt einzuklemmen, damit, wenn die Patrone eingeschoben ist, keine andere, als die beschriebene Beıührung des Drahtes mit der Leitung stattfinde. Ein Contact dieses Drahtes mit dem Grunde des Glühhauses oder mit den Seitenwänden der Patrone bedingt ein ungleiches schlecht leuchtendes Glühen, und bei Steigerung des Glüheffectes ein Abschmelzen des Platindrahtes, endlich auch eine Erhitzung des Fensters selbst; vortheilhaft für die Sicherheit bei der Handhabung dieser Instrumente ist die Anschaffung mehrerer mit Platindraht armirter Patronen.

7. Wenn das Wasser (zur Durchleitung), bei jenen Instrumenten, wo ein Prisma oder Fernrohr eingesetzt ist, von einer niedrigeren als der angegebenen Temperatur ist, kann es geschehen, dass die Prismen und die Linsen sich beschlagen und das deutliche Sehen hindern.

8. Soll mit sämmtlichen Instrumenten wegen ihres heiklen, oft zarten Baues sehr vorsichtig manipulirt werden, was ich besonders für die Blasen-, Magen- und Schlund-Instrumente erwähne: Unberufene, die die Einrichtung dieser Instrumente noch nicht genau studirt haben, sollen bei der Besichtigung derselben nicht etwa gleich mit dem Zerlegen oder Biegen beginnen.

Durch die detaillirte Beschreibung sämmtlicher Instrumente und Apparate erscheint die ganze Manipulation sehr complicirt, schwierig und viel Arbeit erfordernd; sie ist aber nichts weniger als das, besonders für denjenigen Arzt, der andere, schwierigere manuelle Arbeiten in der ärztlichen Kunst verrichten gelernt hat und selbe gerne verrichtet. Gar manche Manipulation erfordert zur Beschreibung derselben oft hundertmal so viel Zeit als zur Ausführung des Gesagten.

Nachwort.

Während der Drucklegung dieser Arbeit gingen mir die Publikationen von Fachmännern, die mit diesen elektro-endoskopischen Apparaten bereits Erfahrungen gesammelt hatten zu, so unter anderen der Aufsatz des Herrn **Dr. Oberländer** in

Dresden in der „Berliner klinischen Wochenschrift“ 1879, Nr. 48: **Die Nitze-Leiter'schen urethro- und cystoskopischen Instrumente und ihre Anwendungsweise,** sowie die Abhandlung des Herrn Professor **Henry Thompson** in „The Lancet“ December, 6. 1879.

Indem ich auf letzteren Aufsatz nur verweise, erlaube ich mir aus dem **Oberländer'schen** Artikel nachfolgende Stellen, welche gute Winke für die Handhabung dieser Apparate vom ärztlichen Standpunkte enthalten, anzuführen:

„Das Caliber der urethroskopischen Tuben entspricht No. 19 und 20 der Charrière'schen Filière. Es könnte dies im Anfang etwas zu stark erscheinen, doch glättet ein engeres Caliber nicht alle Schleimhautfalten der Harnröhre und würde nicht alle Partien derselben zu Gesicht bringen; auch findet man viel seltener, als man glauben sollte, für dieses Caliber zu enge Orificien, welche normaliter doch stets die engste Stelle der Harnröhre repräsentiren. — Scheint der schräg abgeschnittene Tubus schwer einzuführen, so ist der geschnabelte manchmal von besonderem Nutzen, doch giebt es auch ausser bei Hypospadiacis und Epispadiacis immer noch Fälle, wo das Caliber die Lippen schmerzhaft aus einander zerrt. — Nach etwas Uebung wird das Einführen stets leicht gelingen, zumal dem im Catheterisiren Geübten. — Es ist ferner zu empfehlen, das Instrument nicht zu sehr einzuölen oder zu fetten, da das Fett sonst leicht an das Licht kommt und das Bild trübende Rauchwölkchen hervorbringt, die dann das Ausführen und nochmaliges Reinigen nothwendig machen. — Auch habe ich jedem Kranken das Instrument vorher im leuchtenden Zustande in die Hand gegeben, um ihn von der vollständigen Ungefährlichkeit desselben zu überzeugen. Für den perpendiculären Theil der Harnröhre ist der gerade offene Tubus der bequemste; hält man sich mit demselben stets in der Axe, so sieht man die Schleimhaut als einen gleichmässig verlaufenden, hell beleuchteten Trichter vor sich, an dem Rande des Instrumentes liegt dieselbe fest gespannt an, nach der Mitte zu sieht man das Lumen der Harnröhre je nach dem untersuchten Theile und dem natürlichen Caliber derselben enger oder weiter, rundlich oder mehr oval, in der Pars bulbosa von den kleinen Längsfältchen eingesäumt, in den hinteren Partien zumeist glattwandig. — Es würde das Thema überschreiten, wollte ich mich in der Schilderung der oft hochinteressanten Befunde verlieren, die mir vorgekommen sind. — Von welcher Genauigkeit und welcher Naturtreue die Bilder sind, kann man sich nur am Gesehenen überzeugen; es ist in dieser Hinsicht zweifellos das vollendetste, was überhaupt geboten werden kann. — So sieht man z. B. kleine Teleangiectasien der Schleimhaut in ihren Verzweigungen, jedes kleine Geschwürchen, dessen Ränder und Grund, jeden feinen Riss oder Substanzverlust. — Besonders interessant sind die Schraffirungen der erkrankten Schleimhaut beim chronischen Catarrh, die geschwollenen Papillen und hypertrophischen Schleimhautwucherungen, welche den Stricturen vorausgehen. Namentlich bei letzteren habe ich äusserst instructive Bilder zu sehen bekommen.

Man führt das mit der Lichtquelle versehene Instrument ein kleines Stück in die Harnröhre ein und untersucht am besten gleich beim Einführen. — Der Penis wird dabei etwas fest zwischen Daumen und die drei ersten Finger der linken Hand gefasst, und nach oben und vorn gezogen, beim Eindringen in die tieferen Theile senkt man Hand und Instrument zuerst wagrecht, dann wieder etwas höher. Die rechte Hand ruht dabei immer am Griff und seinen Adnexen und regiert das Instrument. Das Untersuchen macht den Kranken in der Regel, so ängstlich sie auch in der ersten Zeit sind, keine Schmerzen, nur beim Passiren der hinteren Partien der Harnröhre, die ja bei chronischem Tripper und Prostataaffectionen auch besonders empfindlich sind, hört man hie und da, besonders bei heftigem Vorgehen, Aeusserung des Schmerzes oder der Ungeduld. — Es ist auch noch aus anderen Gründen daher zu empfehlen, bei derartigen Leiden die erste Untersuchung nicht zu lange auszudehnen. Selbst Kranke mit empfindlicher Harnröhre, die sonst kaum adstringirende Injectionen vertragen, haben ausser geringem Brennen beim Uriniren keine nennenswerthe Schmerzempfindung. Mit dem geschnabelten Tubus übersieht man je nach dem Einführen die grössere, vordere oder hintere Hälfte, welche dem Fenster mehr oder weniger straff gespannt anliegt, dann kann man sich durch Drehbewegung mit dem Instrumente die anderen erst nicht durch das Fenster sichtbaren Theile zugänglich machen. — Bei einigermassen engen Stellen, noch nicht ganz ausgeglichenen Stricturen u. s. f. bedient man sich mit besonderem Vortheile des geschnabelten Tubus.

Für die Untersuchung im Allgemeinen wird es im Wesentlichen darauf ankommen, mit welchem man sich gewöhnt zu arbeiten. Das Einführen ist einerseits mit dem geschnabelten um ein weniges leichter, ebenso dringt man auch mit ihm leichter und unter Umständen vielleicht auch schmerzloser in die Pars prostatica, wo derselbe auch wiederum die in der Hinterwand gelegenen, besonders interessanten Theile gut zur Anschauung bringt. Nur muss man sich hüten, zu weit vorzudringen, da sonst, ist der Schliessmuskel einmal überwunden, durch den hervorstürzenden Urin das nicht geschützte Licht verlöscht; doch geschieht dies selten; das langsame Eindringen in die Blase bei den an und für sich schon an diesen Stellen empfindlichen Kranken annoncirt sich fast allemal durch Aeusserungen der Ungeduld. — Zudem ist, um diesem Nachtheile zu begegnen, ein mit einem Glasfenster geschlossener, geschnabelter Tubus beigegeben, mit diesem kann man auch in die Blase eindringen und die Uebergangspartien einer genauen Besichtigung unterwerfen, der grosse Nutzen des offenen besteht darin, dass man durch denselben operiren kann. — Der gerade offene Tubus bleibt zum raschen Orientiren, wenn er anwendbar ist, jedoch immer vorzuziehen, da man mit ihm eine grössere Fläche auf einmal und ihre ganze natürliche Lage übersehen kann. Die Vortheile, welche durch eine derartige genaue Besichtigung dieser Theile entstehen, sind so offenbar, dass man über den Werth oder Unwerth derselben nicht zu debattiren nöthig haben wird; ihre ganze practische Wichtigkeit schon jetzt zu ermessen, wäre verfrüht. — In keinem Vergleiche stehen das Instrument und seine Leistungen mit dem bis jetzt zu demselben Zweck construirten Endoskop; demgemäss werden auch die mit diesen mühsam errungenen Resultate *), welche von dem Fleisse und der Beobachtungsgabe der Autoren beredtes Zeugniss ablegen, nach der Controle mit den Nitze'schen Urethroskopen manche Umänderung erfahren. — Auf die operative Behandlung der Stricturen, der chronischen Catarrhe der Harnröhre und der Prostata wird es einen grossen Einfluss haben. Die therapeutischen Resultate, welche ich bei letzteren unter anderen durch locale Aetzungen mit Lapis mitigatus, mit welchem ich eine dünne Silbersonde armirte, erlangt habe, sind bis jetzt ausserordentlich zufriedenstellend und berechtigen nach weiterer Ausbildung und Prüfung zu den schönsten Hoffnungen.

---

*) Cfr. ausser den älteren Arbeiten von Desormeaux, Fürstenheim u. a. die neueren Arbeiten von Prof. Auspitz, Dr. Gschirhakl und Dr. Grünfeld in der Vierteljahrschr. f. Dermatol. u. Syph. u. s. w.

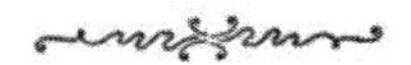